Con hormonas y a lo loco

Con hormonas y a lo loco

Claves para cuidarse durante la menopausia y el climaterio

Dra. Clotilde Vázquez

VERGARA

Papel certificado por el Forest Stewardship Council®

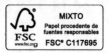

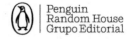

Primera edición: octubre de 2021
Tercera reimpresión: febrero de 2022

© 2021, Clotilde Vázquez Martínez
© 2021, Penguin Random House Grupo Editorial, S. A. U.
Travessera de Gràcia, 47-49. 08021 Barcelona

Printed in Spain – Impreso en España

ISBN: 978-84-18045-97-4
Depósito legal: B-12.836-2021

Compuesto en Llibresimes, S. L.

Impreso en Ulzama Digital, S. L.

VE 45974

ÍNDICE

A mi madre, a todas las madres

A Cloe, Pablo y Guille. A Tere, mujer valiente

*A todas mis amigas y amigos que han
compartido la idea de este libro y me han aportado
información, reflexiones inspiradoras y compañía*

*A todos los profesionales que, más allá de prejuicios,
miran a los ojos de sus pacientes*

*A las mujeres de todo el mundo que experimentan durante
su vida los vaivenes hormonales sin volverse locas
y aprenden a surfear la vida sin caerse*

PRÓLOGO

Cuando Clotilde Vázquez me propuso prologar este libro —tanto en su primera edición como en esta segunda, revisada y ampliada— no lo dudé porque siempre he opinado que debemos eliminar tabúes y hablar claro sobre el periodo de climaterio.

Hace quince o dieciséis años comenzó a tratarse la menopausia y se empezó a escuchar y a ayudar a muchas mujeres durante esta época de su vida. Se fundaron unidades de menopausia, aparecieron nuevos fármacos y, en torno a la actividad profesional y científica, se fueron generando unas expectativas tales que se desbordaron nuestras posibilidades de atención, ya que demandaban tratamiento tanto las mujeres que lo necesitaban como las que no. Aun así, el clima era de optimismo y satisfacción entre especialistas y mujeres con menopausia.

Poco tiempo después, dos trabajos sesgados publicados en los medios de comunicación acabaron con todo. Por un lado, el informe estadounidense WHI (Women's Health Iniciative), cuya autora pidió perdón posteriormente por el efecto negativo que tuvo, apuntó que la terapia hormonal sustitutiva producía cáncer. Eso, sumado al interés económico de sacar al mercado productos naturales que «producen los mismos efectos beneficiosos, sin una sola contraindicación», hizo que se pasara de todo a nada en términos absolutos.

Sin embargo, unos pocos especialistas osados nos atrevimos a prescribir tratamientos, personalizando la atención y los fármacos, y observamos que no aumentaban los cánceres y que sí mejoraba ostensiblemente la calidad de vida. Se atenuaron síntomas como el insomnio, que afectaba de manera notable a la vida laboral, los sofocos, la falta de libido, la dispareunia, los dolores óseos o el aumento de peso.

Osados los especialistas y osadas las pacientes que casi se sometían a los tratamientos en la clandestinidad porque si sus amigas, o incluso sus médicos, se enteraban, se lo recriminaban sin más argumentos que el nefasto informe WHI.

A principios del siglo xx, la esperanza de vida era de 54 años, por lo que hablar de la menopausia no tenía sentido, pero hoy nos queda aún mucha vida después de este cese hormonal y parece lógico usar fármacos si con ellos retardamos sus consecuencias. Por eso celebro el libro de la doctora Vázquez, porque marca la dirección correcta para no tener dudas sobre la medicalización de esta etapa que es cada vez más larga y muy diferente a la de las mujeres de hace cincuenta años.

Los que hemos tratado a estas pacientes con sentido común, observación clínica y fármacos y dosis adecuados durante el tiempo necesario sabemos, y ellas también lo saben, que hemos acertado. Por eso, en mi nombre y en el de las pacientes, quiero mostrar mi agradecimiento por la publicación de libros como este que aclaran conceptos y que, de alguna manera, nos ayudan a salir de esa clandestinidad.

Dra. Carmen Casquet
Especialista en Ginecología
Jefa Asociada Hospitales de Madrid

PRESENTACIÓN

Hace tres años comencé a escribir un libro sobre la menopausia porque muchas historias clínicas y humanas de mujeres —y algún hombre— en su declive hormonal me habían ido interpelando como endocrinóloga y como mujer a lo largo de años.

Porque, al haber experimentado en primera persona una menopausia relativamente temprana y haber tenido la fortuna de contar con una magnífica ginecóloga, he sido testigo de que muchas mujeres han carecido de una opinión experta.

Porque me había impregnado de esa realidad compleja a la que profesionales y sociedad respondemos no solo con bastantes carencias, sino también muchas veces con banalización e incluso mal trato (o maltrato) profesional y social. Todo esto me ha impulsado a intensificar mi observación, reflexión y estudio.

Quería plasmar mis vivencias, estudios y conclusiones y compartirlos con profesionales y con mujeres y hombres que se encuentran en esa fase de declive hormonal. Quería aportar mi experiencia como médico especialista en endocrinología, metabolismo y nutrición, describiendo las diferentes formas clínicas y humanas de la menopausia, basándome en historias reales, cada una de las cuales representaba un prototipo de mujer que había acudido a mi consulta.

Así nació el libro *Klimaterio*, publicado en enero de 2020, que recoge historias reales para sustentar la visión profesional. No quería apartarme de la perspectiva clínica, pero sí recurrir al tan necesario gran angular para entender cualquier fenómeno clínico y humano, y así plantear un tratamiento adecuado y compartido.

Ha pasado poco tiempo desde que el libro salió a la venta y observo con satisfacción que empieza a hablarse mucho de la menopausia. De manera abierta. En redes sociales. Entre profesionales de la ginecología y de la endocrinología. Sin embargo, constato que aún hay muchos prejuicios, mucho miedo, mucha desinformación y carencia de una perspectiva amplia sobre esta fase tan importante, clave para prevenir, para mejorar la calidad de vida, poner los cimientos y vivir la segunda fase vital con más salud.

Por eso nace ahora este segundo libro, que he titulado *Con hormonas y a lo loco*, donde me he centrado en los síntomas, sus explicaciones, su relevancia y sus salidas. Cada síntoma expresa un conjunto de fenómenos que ocurren en la menopausia y me apoyo de nuevas historias que ejemplifican lo que describo. Porque este libro contiene sobre todo realidad.

Sigo sin tener pretensiones de dar solución a todo lo que ocurre en esta etapa de la vida, cruce de tantos y complejos acontecimientos. No obstante, cada vez sabemos más y podemos actuar mejor, con mayor precisión y acierto. He obviado de manera deliberada otras posibles patologías más puramente ginecológicas que se pueden dar en esta etapa, como sangrados abundantes o miomas uterinos que, afortunadamente, resuelven muy bien los especialistas en ginecología.

Así, porque me gustaría seguir contribuyendo a que menos mujeres sufran algún tipo de discapacidad de manera prematura, tengan fracturas antes de los 70 años, sufran dolor durante el sexo, insomnio o un agravamiento de enfermedades preexistentes, aquí va mi nueva aportación endocrina, metabólica y humana a las mujeres que se encuentran en esta fase de cambio.

¿Es una exageración ocuparse de la menopausia?

Hay momentos especiales en los que las mujeres nos acordamos de nuestras madres, miramos hacia atrás con ternura, las entendemos mejor, nos vuelven aquellas palabras que tan distantes y distintas nos parecían cuando éramos adolescentes y jóvenes; entonces, de pronto, pronuncias esa frase suya que tanta rabia te daba o la reconoces en uno de tus gestos o en las modificaciones que tu cuerpo físico va experimentando.

No soy original al confesar que empecé a identificarme con mi madre sobre todo en la menopausia ya avanzada, cuando mis hijos ya eran mayores. La irritabilidad no comprendida, los sofocos, el no poder dormir, el pasar del calor al frío, los ronquidos de mi pareja y esta barriga que se resiste a entrar en una talla 40, ¡cuando yo usaba una 38, y hasta una 36! Y qué cansancio de repente... Parece, además, que ¿pierdo pelo? Está mustio y lacio. Pero ¿qué me está pasando? Este mes no me ha venido apenas la regla, ¿no estaré embarazada? Ay, y ahora tengo muchas ganas de llorar.

Muchas veces me he preguntado si no estaré exagerando en mi lucha por mejorar la calidad de vida y la salud de la mujer menopáusica, si estaré contribuyendo a medicalizar su existencia, a potenciar la naturaleza algo hipocondriaca de nuestra sociedad y a negar el paso del tiempo.

He visto a muchas mujeres del mundo rural y urbano aguantar estoicamente y con gran valentía las molestias y problemas de esta fase de la vida sin perder un ápice de dignidad, pero sí la salud articular, el sueño, la vida sexual, el cabello y la silueta. Con el abanico por bandera, sin expresar ni una sola queja y, con frecuencia, tras haber criado a los hijos, cuidando a sus progenitores.

Los estrógenos son fundamentales para la vida, decisivos en los sistemas osteotendinosos, en la regulación metabólica, en el gasto energético, en el sistema cardiovascular y, sobre todo, en el sistema nervioso central, no solo en lo cognitivo, sino en lo emocional.

La menopausia no son solo sofocos. A menudo, estos

han sido, y son, motivo de burla, de sonrisa despectiva, y la expresión visible de que la mujer ha entrado en declive. Son muy molestos, claro está; a veces impiden conciliar un sueño reparador y suelen aparecer en los momentos más inoportunos de la vida profesional o social; pero, con todo, no son lo peor de una menopausia y, desde luego, no son el único síntoma ni el más trascendente.

Muchas veces lo comparo con la presbicia —vista cansada—, una alteración del cristalino consecuencia de la edad que llega indefectiblemente, pero a una velocidad y a una edad diferentes. O con las cataratas. Por supuesto que se puede vivir dignamente sin usar gafas de cerca o sin operarse de cataratas, pero el corregir acontecimientos biológicos normales confiere libertad y bienestar a nuestra vida, que, por suerte, hoy en día son más prolongadas.

¿Es, pues, una exageración que escriba sobre la menopausia? A esta cuestión me han ido respondiendo la vida, la mía propia y la de algunas pacientes, y mi visión del mundo de la salud y la enfermedad. Visión que incorporo a los datos objetivos y la percepción de su significado, su poesía y humor intrínsecos y, sobre todo, la posibilidad de superación de la circunstancia con más vida y más libertad.

No, no es una exageración. Lo que ocurre durante la menopausia depende, como en tantas otras circunstancias de la vida, de quién es una, de dónde viene, de cómo y cuáles son sus miedos, amores, seguridades, creencias y actitudes. En definitiva, de cómo ha ido construyendo esa —casi— primera mitad de la vida. Pero esa construcción no puede ser la razón que explique los síntomas más o menos agudos de una menopausia ni de unas cataratas. Hay distintas formas de afrontarla, pero mi misión como especialista es centrarme en el problema hormonal y en sus dimensiones, y construir luego el relato general para buscar la mejor solución.

1

DEFINICIÓN DE CLIMATERIO Y MENOPAUSIA

«El **climaterio** es un periodo de transición que se prolonga durante años, antes y después de la menopausia, como consecuencia del agotamiento ovárico y que pierde con los años la capacidad para producir hormonas, folículos y ovocitos. En la mujer, se suele confundir con menopausia, que es el cese definitivo de la menstruación. Durante el climaterio finaliza la cadena de procesos que, desde el mes siguiente a la pubertad, han preparado a la mujer para el embarazo. Hacia el comienzo del climaterio ya se han utilizado todos los folículos ováricos y no se producen las hormonas que regulan el ciclo mensual». Esta definición de la doctora Marisa Montesinos Carbonell nos da algunas de las claves para entender de qué hablamos cuando hablamos de climaterio. Pero vamos a ahondar algo más.

La etimología de la palabra 'climaterio' es muy interesante. Procede del término griego κλιμακτήρ, que significa «escalón» o «etapa», pues definía también para los griegos un periodo crucial de la vida. Plinio, en el siglo I d.C. empleó la palabra *climacter*, tomada del griego, para referirse a cada momento vital en que el estado normal de las cosas sufre amenazas. El adjetivo latino *climactericus* definiría a quien supuestamente se encontraba en ese trance. Del latín pasó a la literatura médica del siglo XVI para referirse a la etapa crítica de entrada en la ancianidad, hasta que en el siglo XVIII este adjetivo se aplicó a todos los seres humanos, hombres y mujeres, que atravesaban por ese periodo de cambios hormonales que los llevaba de la fertilidad a la infertilidad.

Menopausia, según el diccionario de la RAE, significa «cese natural y permanente de la menstruación». Viene de las palabras griegas antiguas μήν (*mēn*, «mes») y παῦσις (*pausis*, «cese»). La mayoría de las sociedades científicas recomiendan aplicar el concepto de «menopausia» a la ausencia de regla o al periodo menstrual que se prolonga durante al menos un año seguido. Va acompañada de un aumento de una de las hormonas de la hipófisis (glándula endocrina situada en el cerebro), la FSH u hormona estimulante de los folículos.

Así pues, no son términos equivalentes. La definición ginecológica de menopausia está orientada a la certeza de que no se va a producir ninguna ovulación más, mientras que el climaterio es un periodo que se inicia mucho antes y que está marcado por el agotamiento de los folículos ováricos, aquellos que liberan el óvulo maduro, derivado de la disminución del estímulo de los estrógenos. El término «perimenopausia» que se emplea en la actualidad sería mucho más equiparable al de climaterio.

El climaterio femenino y masculino se debe poder diagnosticar, contextualizado en cada persona y cuantificado en su déficit hormonal, y es tratable. En el caso de la mujer, no creo que esté justificado esperar, como sugiere la definición ginecológica, a estar un año sin la regla, ni siquiera por el riesgo de embarazo. Con demasiada frecuencia los sofocos son los indicadores por los que se evalúa la efectividad de uno u otro tratamiento. Incorporar un enfoque y diagnóstico hormonal sería útil y, también, coherente con otros déficits hormonales que los endocrinos tratamos.

Gracias a las pruebas analíticas, hoy en día podemos

confirmar, por ejemplo, los síntomas incipientes del hipotiroidismo y tratarlo sin esperar a que el paciente desarrolle una situación clínica incapacitante. De la misma manera, podemos y debemos identificar el climaterio, los primeros signos de la menopausia, para evaluar la situación hormonal y metabólica, pero, sobre todo, para propiciar una transición sana y potente en la mujer. Para que pueda cuidarse y encarar de la mejor manera posible la segunda mitad de la vida.

El equilibrio de las hormonas y su transición a la menopausia

Para conocer mejor las hormonas implicadas en el climaterio, la menopausia y la andropausia es necesaria una sencilla y resumida descripción de cada una de ellas, de su producción, su cese y su equilibrio.

- **Estrógenos naturales**
  Los **estrógenos naturales** (estradiol, estrona y estriol) son hormonas esteroideas que actúan en distintos órganos, como el corazón, en los vasos san-

guíneos, el útero, la vagina, la mama, el pulmón, los huesos y en varias zonas del cerebro, incluida la parte endocrinológica del mismo: el hipotálamo y la hipófisis. Para llevar a cabo sus funciones se unen a receptores intracelulares muy específicos. Los más abundantes son los receptores alfa y beta.

El **estradiol** es producido fundamentalmente en el ovario premenopáusico. Es el estrógeno más potente, una hormona esteroidea que se une a los receptores alfa y beta. Las glándulas endocrinas suprarrenales —situadas encima de ambos riñones— también producen pequeñas cantidades de estradiol; en el caso de los hombres, los testículos son otro productor de este estrógeno. El 17ß-estradiol es la forma más abundante en las mujeres y la que habitualmente se mide en sangre. La producción de estrógenos por el ovario está regulada por las hormonas de la hipófisis, especialmente la FSH.

La **estrona** se forma en el hígado a partir de estradiol o en tejidos periféricos, especialmente en el tejido graso subcutáneo, a partir de la androstendiona, una hormona que se sintetiza también en las glándulas suprarrenales.

Por último, el **estriol** es la forma química en la que los estrógenos aparecen en la orina como resultado del metabolismo del estradiol.

Para resumir, en las mujeres no embarazadas, los ovarios son los principales productores de estrógenos y, en mucha menor cantidad, los adipocitos (células grasas), el hígado, las glándulas suprarrenales y la mama. El ovario maduro produce estrógenos de manera cíclica antes de la menstruación. Esta producción está vinculada a la maduración del ovocito y al estímulo del hipotálamo y la hipófisis, que sintetizan secuencialmente la FSH y la LH (hormona luteoestimulante) de manera regulada por los propios niveles de estrógenos y progesterona.

En el caso de los hombres, los estrógenos se sintetizan a partir de precursores, androstendiona y testosterona, mediante un proceso químico llamado aromatización. Además, en el hombre, esa pequeña cantidad de estrógenos circulante permanece estable, sin los vaivenes de los ciclos menstruales femeninos, y con la edad disminuye de manera mucho más gradual que en el caso de las mujeres.

- **Progesterona**

  Los progestágenos son también hormonas esteroideas que se unen a receptores específicos intracelulares. El más abundante es la progesterona. La progesterona y su metabolito, la 17-OH progesterona, normalmente pueden medirse en sangre. Esta hormona, al igual que los estrógenos, se produce de manera cíclica en los ovarios, en el cuerpo lúteo después de la ovulación para ser más concretos, es decir, durante la segunda parte del ciclo, además de en las glándulas suprarrenales y, durante el embarazo, en la placenta. La progesterona también se almacena en el tejido adiposo. Su producción por el ovario está regulada por las hormonas de la hipófisis, sobre todo la LH. Una de las principales funciones del ciclo menstrual es la proliferación de la capa interna del útero, el cual, si no ha habido concepción, se descama y constituye el sangrado menstrual. Asimismo, en la menopausia los niveles de progesterona descienden, por lo que un tratamiento hormonal sustitutivo siempre se asocia secuencialmente a la progesterona, a no ser que se haya extirpado el útero.

Más allá de la función reproductora, los estrógenos participan en multitud de procesos fisiológicos y patológicos en ambos sexos, como en el equilibrio biológico —homeostasis—, la salud osteoarticular, la memoria y la función cognitiva, la plasticidad neuronal, las emociones, la termogénesis, la piel y las mucosas, el sistema cardiovascular, los mecanismos del dolor y un largo etcétera.

- **Otras hormonas ováricas**
  En el ovario también se sintetizan otras hormonas como la inhibina o la relaxina, cuyas acciones se ciñen más al funcionamiento ovárico o del sistema reproductor, lo cual excede con mucho el propósito de este libro. En relación con la menopausia, la **hormona antimülleriana**, producida por los folículos ováricos, tiene más importancia, por lo que sus niveles pueden servir, y sirven, de indicadores de la reserva de folículos ováricos —es decir, de la posibilidad remanente de ovulación—. Su presencia en sangre indica la edad reproductiva y la fecundidad. De hecho, sus niveles se hacen casi indetectables varios años antes de la menopausia y quizá es posible

que su descenso marque el inicio de la etapa climatérica.

- **Testosterona**

  Principal hormona masculina, segregada por los testículos y, en pequeña proporción, por las glándulas suprarrenales y el ovario. Su producción y liberación disminuye con la edad (andropausia), pero nunca se da, en condiciones normales, un cese abrupto como ocurre en el caso de los estrógenos en la mujer. El tejido adiposo, y también el cerebro, pueden convertir testosterona en estradiol y en estrona, de manera que en los hombres los niveles de estas dos hormonas son habitualmente similares o superiores al de las mujeres en la primera fase del ciclo menstrual y generalmente más elevados que en la menopausia. Se da así la paradoja de que un hombre de 60 años puede tener niveles circulantes de estrógenos tres veces superiores a los de una mujer delgada que no siga tratamiento estrogénico. Además, esto parece beneficioso, pues niveles más bajos de estradiol en hombres se asocian a una mayor mortalidad por cualquier causa.

- **Andrógenos suprarrenales**

  Las glándulas suprarrenales sintetizan en su corteza precursores de muchas hormonas —las más conocidas son la cortisona y el cortisol, imprescindibles para la vida—, pero también dos hormonas con efecto androgénico: la deshidroepiandrosterona (DHEA) y la androstendiona. Ambas adquieren protagonismo en la menopausia y en algunas enfermedades, por la ausencia de estradiol. Estas dos hormonas contribuyen a esa masculinización de la mujer posmenopáusica.

Cada ciclo menstrual es una danza bien orquestada entre hormonas, sobre todo del ovario y del hipotálamo y la hipófisis, cuyo compás lo marca siempre el folículo ovárico, es decir, ese óvulo naciente que madura a los catorce días aproximadamente y cuyo nido muere dos semanas después para empezar un nuevo ciclo. Es decir, todo el funcionamiento hormonal está orientado de forma compleja pero precisa a lograr la fecundación.

Se estima que durante la vida fértil de una mujer, unos 35 años, maduran entre 350 y 450 óvulos.

Cese de producción de estrógenos y progesterona en el climaterio

Durante el climaterio, ese compás marcado por los folículos ováricos va disminuyendo hasta cesar, con lo que la producción de estrógenos y progesterona se reduce a gran velocidad y comienzan a aparecer síntomas a distintos niveles. Los relativos al propio ciclo menstrual son frecuentes y conocidos: ausencias ocasionales de la regla o sangrados más frecuentes pero escasos, hasta que la menstruación para por completo. Es entonces cuando aparecen otros síntomas, algunos relacionados con el aparato genital y otros más alejados; algunos, como los sofocos, bien conocidos y reconocibles, otros no.

Recuerdo a Pilar, de 65 años, a quien atendí por una diabetes tipo 2 mal controlada, depresión, tensión arterial alta, colesterol elevado y obesidad. Sin embargo, lo peor de su caso era una artrosis de rodilla tan grave que el dolor «la mataba» —en sus propias palabras—, a pesar de haber sido intervenida a los 55 años. El dolor le impedía moverse, así que se encontraba atrapada en un círculo vicioso, pues sin actividad física no adelgazaba ni mejoraba el control de su diabetes. Quince años antes de todo eso, Pilar había pasado su menopausia y no recordaba haber tenido sofocos ni síntomas agudos en aquel momento, por lo que nunca acudió al médico por ello. No obstante, no puedo dejar de pensar en lo que me decía, entre el humor y el lamento: «A los cincuenta años —dos antes del cese total de la regla—, estaba en mi peso, no era diabética, me sentía joven, tenía una vida física y sexual activa, no tomaba ninguna medicina y mi calidad de vida era excelente. Desde entonces, parece que me deslizo a toda velocidad por un tobogán de enfermedades crónicas».

Así le pasó a Eugenia, de 57 años, a quien, desde que dejó de tener ciclos menstruales, tres años antes, la inundaban sudoraciones profusas a destiempo, tenía dolores articulares, la piel muy seca, un cansancio importante por la tarde, unas digestiones pesadas y una sensación muy desagradable de no controlar sus emociones, de vulnerabilidad, así como una mayor dificultad para la organización y estructura de sus actividades cotidianas.

O a Prado, de 50 años, que acudió a mi consulta para valorar las hormonas tiroideas. Me contó también que tenía baches o desarreglos en su menstruación y me dijo: «Llevo unos meses que siento que me marchito, que mi

organismo envejece; me hincho, no duermo bien, me duelen los brazos... ¿Será por la tiroides?».

Seguro que alguna lectora, o lector, se habrá visto reflejada —o a familiares, amigas, parejas, compañeras— en
estos tres sencillos casos, imaginarios, que recogen algunos de los síntomas que más adelante analizo.

Más allá de la función reproductora, el ovario y los
testículos son órganos endocrinos secretores de hormonas: estrógenos, progestágenos y andrógenos que ejercen una gran influencia en nuestro organismo. Por eso,
el cese de su producción hormonal, que en el caso del
ovario es bastante brusco, conlleva importantes modificaciones en el resto de las funciones biológicas. De hecho, es bien conocido que durante el periodo de declive
del ovario, y en el momento de su cese total, se producen
cambios hormonales, metabólicos, vasculares, osteoarti-
culares, psicológicos y cognitivos que han despertado el
interés médico.

A modo de recapitulación, en la siguiente tabla resu-
mo los cambios más importantes, aunque ya hemos visto
que la gravedad de los síntomas y su cronología varía de
unas mujeres a otras.

PRECOCES	TARDÍOS
Síntomas vasomotores (sofocos y sudoración nocturna)	Pérdida de masa ósea
Taquicardia, irritabilidad, cambios de humor, afectación del estado de ánimo	Fracturas osteoporóticas
Trastornos del sueño	Obesidad
Atrofia urogenital (cistitis, vaginitis...)	Incremento del riesgo cardiovascular
Sequedad de piel	Incremento del riesgo de fracturas
Disminución del vello axilar y pubiano	Incremento del riesgo de discapacidad
Alteraciones de la libido y la respuesta sexual	
Alteraciones musculoesqueléticas: dolorimiento, rigidez	
Cambios en la composición corporal con aumento de grasa central	
Hipertensión arterial	
Subida del colesterol	
Empeoramiento de enfermedades metabólicas preexistentes: diabetes	

En el presente libro recojo muchos de estos síntomas y problemas, descartando aquellos que constituyen enfermedades ginecológicas que pueden comenzar en ese periodo de la vida como miomas, sangrados patológicos, etc., pues pertenecen al terreno exclusivo de la ginecología. Analizaré por qué sucede cada uno de ellos y daré claves para su control.

Con toda mi experiencia clínica acumulada, sigo convencida de que a la hora de acercarnos y tratar la menopausia ha faltado la visión hormonal. Por mi especialidad, conozco el importantísimo rol de las hormonas en la comunicación entre células, sistemas y aparatos, su interrelación y, sobre todo, el diagnóstico preciso de su exceso o deficiencia, la búsqueda de las causas que los provocan y la individualización del tratamiento sustitutivo si procede.

La descoordinación entre hormona y esperanza de vida: si son tan importantes los estrógenos, ¿por qué nos abandonan a mitad de la vida?

Algunos de los grandes logros de nuestra estirpe humana se han vuelto maladaptativos. Uno de los más notables y conocidos es la gran capacidad ahorradora, el llamado *thrifty gene*, sin la cual hubiese sido imposible vivir lo suficiente para procrear durante los tiempos en los que nos afianzábamos como especie predominante. Las adversas condiciones ambientales que han jalonado nuestro recorrido milenario han seleccionado y potenciado a los individuos más ahorradores, salvo algunas excepciones. Así, lo que fue una ventaja enorme para la supervivencia, se ha convertido en un problema (tendencia a la obesidad) en un entorno que nos hace sedentarios y nos inunda de alimentos muy energéticos y fáciles de conseguir.

Algo parecido ocurre con el ovario de las mujeres. Su función para madurar ovocitos terminaba relativamente pronto para, quizá, «defender» a la mujer de estar toda su vida procreando. Desde luego, dejar de tener sangrados mensuales es un alivio. No obstante, como ya he explicado, esa parada va acompañada, la mayoría de las veces, de una interrupción brusca de la secreción de estrógenos, hormonas imprescindibles para la vida. Hace un siglo, la esperanza de vida de una mujer tras la menopausia era de entre diez y veinte años como mucho; ahora se ha duplicado y cabe preguntarse si la ausencia prolongada de estas hormonas vitales condiciona la salud en las décadas posteriores a la involución ovárica.

Vivir media vida sin estrógenos es posible, ¡por supuesto! De hecho, la esperanza de vida sigue siendo mayor en las mujeres. La pregunta es si esa caída brusca en la producción de hormonas a mitad de la vida tiene que ver con la mayor frecuencia de acontecimientos que se inician o agravan en ese momento, como la descalcificación de los huesos, las fracturas, los cambios en las articulaciones y en la piel, la hipertensión, la arteriosclerosis, la obesidad, los trastornos genitales y sexuales o las alteraciones psicológicas. Muchos estudios así lo han demostrado. Por lo tanto, el objetivo del tratamiento hormonal después de la menopausia no es aumentar la esperanza de vida, sino prevenir enfermedades y aumentar la calidad de vida de las mujeres a partir de los 50 años.

Si esto es así, ¿por qué no dar hormonas a todas las mujeres? No hay una respuesta única. Oigámoslas a ellas, lo que cuentan, y también lo que yo he visto, diagnosticado, reflexionado y compartido a partir de sus experiencias. Repasemos además los argumentos técnicos y científicos. Así es como irán emergiendo en el libro las diferentes respuestas.

2

SÍNTOMAS, SIGNOS Y CONSECUENCIAS DE LA MENOPAUSIA

Sofocos y migrañas

¿Soy yo o es que aquí hace mucho calor? es un estupendo libro de Charo Izquierdo y Laura Ruiz de Galarreta en cuya portada aparece un abanico y que repasa de manera deliciosa y hábil los síntomas de la menopausia.

Si algo caracteriza a la mujer menopáusica es el abanico. @Ellayelabanico, por cierto, es una cuenta de Instagram en la que Montse Roura y sus seguidoras desmontan mitos e informan a otras mujeres. Y aunque es cierto que, gracias a su valentía y a la de muchas otras, el abanico está dejando de ser una «condecoración», una etiqueta que dice que una mujer ya no está en el mercado, que ya ha cumplido, que ya empieza la etapa de declive, aún queda mucho por hacer.

Hay ideas preconcebidas, etiquetas casi automáticas que cuesta mucho cambiar y desmontar. Y es que es verdad, los **sofocos** son muy frecuentes en la transición hormonal. No son una broma, ni un motivo de burla, a pesar de que nos podamos reír de nosotras mismas ante nuestras molestias, debilidades o problemas. Es muy sano. Pero no hay que olvidar que los sofocos son un síntoma de algo que está ocurriendo y que puede tener su importancia.

Suelen comenzar como una repentina sensación de calor en la parte superior del pecho y la cara, muchas veces acompañada de un enrojecimiento. Luego, esa sensación se disemina por todo el cuerpo y dura unos minutos, entre dos y cuatro. Algunas mujeres sudan durante el sofoco y luego sienten escalofríos y tiemblan cuando se pasa. Otras, además, experimentan ansiedad o palpitaciones durante el proceso.

Los sofocos pueden ocurrir una o dos veces al día o cada hora durante el día y la noche, lo que resulta muy invalidante. Así que, de broma, nada. De minimizarlo, nada. Cada mujer tomará la decisión que quiera una vez que sepa qué le pasa, pero lo que no puede hacer ningún profesional es no tomarlo en consideración, salirse por la tangente o decir: «Bueno, es una etapa que hay que asumir, es lo que hay y punto. Procura tomártelo con tranquilidad, te irá mejor». Es como si un oftalmólogo nos dijese: «Tiene usted dos dioptrías de presbicia, es lo que hay. Una etapa. No le recomiendo las gafas porque se va a habituar. El cristalino envejece, tómeselo con calma y asúmalo como una fase normal de la vida».

Muchas mujeres me preguntan por qué ocurren los sofocos y cuánto duran. Yo les contesto que son fenómenos vasomotores, pero es como si les hablara en chino (con todo respeto hacia el idioma asiático); en realidad, el proceso implica tanto la dilatación de los vasos sanguíneos como la alteración de neurotransmisores.

La deprivación abrupta de algunas hormonas como los estrógenos o los andrógenos (en el caso de un hombre, cuando comienza a tratarse con bloqueo hormonal por un cáncer de próstata, por ejemplo) genera un aumento de concentración de noradrenalina (NA) en el hipotálamo, a través de un mecanismo de retroalimentación, para intentar normalizar de nuevo los niveles de hormonas sexuales. La noradrenalina aumenta el ritmo cardiaco, por eso durante los accesos de calor se pueden sentir palpitaciones. El estímulo de la noradrenalina en esa zona del hipotálamo provoca que, por cercanía, también se estimule el centro termorregulador hipotalámico, lo que desencadena el enrojecimiento, la vasodilatación de la piel y los sofocos y sudores. Las altas temperaturas y los alimentos calientes aumentan la producción de noradrenalina y empeoran la clínica de sofocos.

Por otro lado, la menor concentración de hormonas sexuales también tendrá su reflejo en una menor concentración de serotonina, un neurotransmisor implicado en el estado de ánimo y en la termorregulación, pues acorta el intervalo termoneutral; o sea, que su disminución es la responsable de que pequeños cambios en la temperatura provoquen una respuesta de sudoración y enrojecimiento.

Cuando los sofocos ocurren durante el sueño, no suele haber enrojecimiento, pero sí mucho calor y sudoración. Se denominan sudores nocturnos y a veces son tan intensos que se parecen a un síndrome febril. Luego, con frecuencia, se pasa a tener frío e incluso escalofríos. Es igual que cuando tomamos un antiinflamatorio para la fiebre:

sudamos y, después, volvemos a sentir frío; solo que en este caso todo ocurre en minutos.

Como pueden darse más de una vez durante la noche, ese despertar frecuente hace que sea difícil conseguir un sueño reparador. Y como resultado de tanta interrupción, muchas mujeres desarrollan otros problemas como fatiga, irritabilidad, dificultad para concentrarse o cambios de humor.

Las **cefaleas migrañosas,** mucho menos habituales que los sofocos, pueden ser equivalentes vasculares de los mismos y más de una vez he visto cómo cedía un inicio de jaqueca simplemente aplicando un poco de crema de estrógenos en la parte interna de las muñecas —donde a veces nos ponemos unas gotitas de perfume—. Por supuesto, ante la aparición de cefaleas intensas en personas sin historia personal o familiar de jaquecas, hay que descartar otras causas, pero si no las hay, es muy probable que esa vasodilatación, consecuencia de la acción de la noradrenalina sobre el centro termorregulador, ocurra sobre todo en vasos sanguíneos y produzca la migraña.

La cefalea o migraña es una enfermedad seria que invalida al que la padece durante varios días y suele ser muy recurrente. Es una enfermedad mucho más frecuente en mujeres. Rara vez se piensa en la migraña como un síntoma de la menopausia, pues alrededor de dos tercios de las mujeres con migrañas informan de que sus síntomas mejoran con la menopausia, ya que durante el periodo fértil las fluctuaciones en los niveles hormonales son uno de los mayores desencadenantes. Sin embargo, para otras, las migrañas comienzan o empeoran en la menopausia.

Concluyendo, el sofoco, o su equivalente migrañoso, que experimenta el 90 % de las mujeres con menopausia puede durar mucho tiempo y su intensidad varía desde una ligera incomodidad durante el día a una situación muy invalidante. Es entonces cuando la mujer empieza a abrir ventanas, a tener un abanico como su mejor aliado, a encender el aire acondicionado, a amar el frío del invierno, a ir siempre con ropa ligera, etc. Pero también es cuando lo pasa mal cada vez que, en una reunión de trabajo, siente el rubor, los goterones de sudor posteriores y cómo la mira la gente. O cuando esa sensación de ardor interno la trastorna hasta tener que parar lo que está haciendo, o cuando tiene que empezar a dormir en otra habitación, ella, a quien tanto le gustaba rozar el cuerpo de su pareja a medianoche y acurrucarse en invierno.

Hace unos días, Míriam, de 56 años, me contaba que pasó la menopausia a los 42 sin tratarse (tuvo miedo y le dijeron que mejor aguantar). Míriam vivió un infierno durante cuatro o cinco años. Sofocos día y noche, como un fuego interno que la trastornaba y no la dejaba dormir. Quiso pedir la baja laboral, pero la menopausia y los sofocos no eran una causa aceptable. Bebidas frías, medicamentos paliativos, visitas al psicólogo... El mensaje constante que le llegaba de los médicos, de los sanitarios en general, de otras mujeres y de su entorno de que aquello era normal, de que la solución pasaba por aceptar aquella etapa natural, aquel cambio, y de que debía tranquilizarse la fue convenciendo de que lo estaba pasando tan mal porque era muy emocional, muy nerviosa, y no estaba aceptando una etapa biológica natural en la mujer.

Mientras me narraba Míriam todo eso, yo sentía la rabia que debió de experimentar ella, aunque la inhibiera. Una menopausia precoz siempre debe tratarse con tratamiento hormonal de sustitución. Vivir así no es natural, igual que no lo es tener fiebre, aunque pueda ocurrir.

Catorce años después, cuando se sentó frente a mí y ya

lo peor había pasado, acordé con ella evaluar el aumento de grasa y las consecuencias que la falta de estrógenos le habían producido en vasos sanguíneos y huesos para proponer un plan de actuación personalizado según sus necesidades específicas.

Para acabar, queda por responder una de las primeras preguntas: ¿Cuántos años duran los sofocos? Sabemos que suelen comenzar algún tiempo antes de que finalicen las reglas. La mayoría de las mujeres los sufren durante un promedio de entre dos y cuatro años, pero otras los padecen hasta diez o más; por supuesto, si no se tratan.

CLAVES

- Los sofocos son incrementos bruscos de calor producidos por una vasodilatación repentina.
- La causa es biológica y tiene su origen en la disminución de estrógenos y serotonina y en el aumento tanto de las hormonas hipotalámicas que están cerca del centro regulador de la temperatura como de la noradrenalina.

- Son los síntomas más frecuentes de la menopausia y su duración varía de una mujer a otra.
- Algunas mujeres experimentan jaquecas graves como equivalentes vasomotores de los sofocos.
- Se tratan con estrógenos, cuyo déficit es la causa. En aquellos casos en los que estos no puedan prescribirse, son útiles ciertos productos naturales ricos en fitoestrógenos y los antidepresivos que aumentan los niveles de serotonina.
- También puede ayudar cambiar algunos hábitos como: vestir con varias prendas que se puedan ir quitando en el caso de sentir mucho calor (mejor ropa suelta, porque la ceñida aumenta la sensación de agobio); mantener una temperatura ambiente baja (si los que están alrededor lo permiten, es algo que se puede negociar) y evitar las bebidas calientes, como café o té; ponerse una toallita fría y húmeda en el cuello durante los sofocos; no fumar. (Estos consejos se han tomado de Menoguías, una serie de recomendaciones redactadas por la Asociación Española para el Estudio de la Menopausia).

Cambios de humor, inestabilidad emocional y depresión: ¿adolescente otra vez?

«¿Qué me está pasando? No aguanto nada ni a nadie. Me irrito por tonterías y por momentos estoy susceptible y blanda... Lloro por todo. Me ahogo en un vaso de agua. Me siento insegura y todo me molesta. Las chulerías y los desafíos de mi hijo de dieciséis años se me hacen intolerables y paso del cabreo y las amenazas a la tristeza y el "me quiero morir". Con mi ex me llevaba bien, pero ahora me parece que es un "mejor me callo". ¡Y es que no se entera de nada! Parezco una viñeta de Maitena. No es siempre, son días, rachas. Es como si me estuviese transformando, no me reconozco».

«Tengo mucha ansiedad. Yo era una persona tranquila, pero ahora, de vez en cuando, algo me oprime el pecho, siento palpitaciones que no puedo controlar y me falta el aire. Sobre todo cuando me enfado con mi jefe —o con mi hija, mi pareja, mi suegra, mi vecino...—. Me despierto por la noche con sensación de catástrofe inminente».

Frases como estas y otras similares las he escuchado muchas veces de boca de mujeres que están transitando el periodo perimenopáusico, a veces mucho antes de sentir sofocos u otros síntomas.

Es cierto que en nuestra sociedad (no en otras culturas), la menopausia es una amenaza de pérdida de atractivo sexual, juventud y capacidades, y eso estresa mucho, sobre todo en algunos contextos o a algunas mujeres, dependiendo de su situación vital, emocional, profesional y económica. A los 50 años, la mujer desea seguir estando en plenitud y la aparición de síntomas y signos relativamente bruscos puede provocar el miedo a perder posibilidades y comenzar a sufrir limitaciones. Es muy importante tener en cuenta estas reflexiones y trabajar para superarlas, pero los cambios de humor y la vulnerabilidad emocional de la perimenopausia tienen también un componente biológico clarísimo.

Aunque aún queda mucho por conocer, la experimentación animal y algunos estudios de neuroimagen funcional en mujeres han puesto de manifiesto que las neuronas presentan receptores de estrógenos y que la presencia o ausencia de estradiol afecta especialmente a algunas zonas del córtex prefrontal y del hipocampo, partes del cerebro importantes para el estado de ánimo y la memoria. En esa compleja relación se ponen en juego neurotransmisores serotoninérgicos (tan importantes en el bienestar emocional) y colinérgicos. Es lógico pensar que, en el periodo de cambio, las oscilaciones de los niveles hormonales ováricos e hipotalámicos produzcan síntomas cambiantes y desconcertantes relacionados con el estado de ánimo y el humor. Independientemente de las consideraciones necesarias para valorar la situación de una mujer que experimenta esto y que pueden requerir tratamiento, la mayoría de las veces, esta «adolescencia» emocional se presenta en estadios muy precoces y no requiere más que conocer la razón por la que sucede, además de echarle paciencia y humor. También hay que saber que, de una manera u otra, esto le ocurre al 80 % de las mujeres en el periodo de inestabilidad y declive hormonal.

Cosa distinta es la depresión. Esto ya es otro cantar. Como ya sabréis, importantes estudios epidemiológicos muestran que una de cada cinco mujeres sufre al menos un episodio de depresión grave en su vida. Para algunas, esta puede presentarse o empeorar durante los periodos de cambio hormonal dinámico, como la fase premenstrual del ciclo, el periparto y la perimenopausia. También se ha podido demostrar en investigaciones longitudinales que algunas mujeres muestran una mayor sensibilidad a los cambios de las hormonas ováricas. Por eso, los antecedentes de depresión posparto o de síntomas premenstruales depresivos se asocian a un mayor riesgo de aparición o recaída de depresión importante en la perimenopausia.

Esto fue justamente lo que le ocurrió a Erika. Os cuento su historia a grandes rasgos. Erika era el alma de todas las reuniones, la salsa de todos los guisos, la persona imprescindible en cualquier evento social. Tenía un humor, un vitalismo y una fuerza de los que se sentía orgullosa. La conocí como paciente cuando ella tenía 53 años. Se encontraba sin fuerzas, no dormía bien, le costaba muchísimo ponerse en marcha por las mañanas, como si le faltara la vida, y sin saber por qué lloraba nada más abrir los ojos. A ella, que siempre había sido la que animaba a los demás, le daba vergüenza que la vieran así y frustrar sus expectativas. Pero no podía hacer otra cosa. Solo pensaba en dormir y no despertarse.

Llamó primero a su médico de atención primaria porque, aunque tuvo su última regla seis meses antes de que yo la viera, no tenía sofocos, ni sudoración nocturna, ni sequedad vaginal, ni cefaleas, ni molestias urinarias, etc., por lo que no atribuía su tristeza a la menopausia.

Erika decía haber pasado por algo semejante, con síntomas parecidos o peores, aproximadamente un mes después de nacer su hijo. Entonces, recordaba ella, con el bebé en brazos y cumplido su deseo de ser madre, pensaba que tenía que estar contenta y, sin embargo, estaba muy triste, cansada, angustiada.

Igual que cuando me visitó, cuando todo le iba bien, razonablemente bien. Era atractiva, tenía buen tipo, incluso había adelgazado desde que no tenía la regla, «al revés que todas», solía decir riéndose. Su compañero en ese momento —se había divorciado diez años antes— era estupendo y había respondido a todas sus expectativas. La seguía atrayendo. Estaban sanos. Se complementaban, se querían, habían aguantado bien el confinamiento, la crisis de la pandemia, los dos trabajando; una suerte. No obstante, desde unos meses atrás, Erika no podía con la vida y se sentía muy culpable por ello. Su abuela había fallecido por COVID y era muy triste pensar que había pasado los últimos días sola y no haber podido despedirse de ella; pero su abuela era muy mayor y, desde luego, Erika no creía que esa pena fuera la causa de sus síntomas.

En la historia de Erika había un antecedente importante: la depresión posparto. Todas las mujeres que hemos tenido una gestación hemos experimentado el descenso brusco de hormonas tras el parto, lo que, junto con el tremendo cambio que supone un nuevo ser en tu vida y esa idea de que tienes que ser la madre perfecta, provoca una mezcla de alegría, aturdimiento y vulnerabilidad muy digna de ser cuidada. Pero algunas mujeres, como Erika, muestran, por razones biológicas, genéticas o culturales (casi siempre todo a la vez), una mayor sensibilidad de las zonas talámicas reguladoras de las emociones cuando se produce una falta o disminución aguda de las hormonas y caen en una verdadera depresión.

La verdadera depresión posparto (que se da en un 10-15 % de los casos) tiene una gran importancia y a veces se banaliza o confunde con tristeza y cansancio. En ese caso, los sentimientos de tristeza y ansiedad pueden ser extremos e, incluso, pueden afectar a la capacidad de una mujer de cuidarse a sí misma o a su familia. También puede tener dificultades para crear un vínculo emocional con su bebé. Se trata de una situación grave, no es una «depre» ni producto de la debilidad o el cansancio. Es una enfermedad que debe tratarse con urgencia.

El antecedente de la depresión posparto fue, en el caso de Erika, la pista más importante para su diagnóstico y manejo. Descartada una disfunción tiroidea, le hice un estudio completo analítico de hormonas ováricas y suprarrenales. Aunque el perfil hormonal no era el de una menopausia establecida, sus niveles de estrógenos, en análisis repetidos, estaban en el límite bajo. Además, una exploración ginecológica apoyaba el diagnóstico de cese de actividad ovárica.

Erika, como veis, no era un caso raro. Su diagnóstico era claro: cuadro depresivo inducido por la situación hormonal. A veces, ese juicio clínico tan necesario tarda en llegar porque todo se atribuye a la crisis vital, a la sobrecarga emocional o psicológica o al síndrome del nido vacío. Las depresiones mal diagnosticadas o infradiagnosticadas en mujeres son frecuentes y suponen una prolongación innecesaria del malestar o la enfermedad.

Según la Organización Mundial de la Salud, la depresión es una enfermedad frecuente, con más de trescientos millones de personas afectadas en el mundo, con un predominio entre las mujeres, y está considerada como la causa más importante de discapacidad. Se caracteriza por una tristeza persistente, pérdida de interés por la vida e incapacidad de llevar a cabo las actividades de la vida diaria. En los casos severos puede llevar al suicidio. Como es lógico, hay grados, así que no debe confundirse con estar «depre» o con el estrés, es decir, con los cambios de humor y ánimo en respuesta a los obstáculos o dificultades de la vida.

Hoy en día existen suficientes pruebas científicas que muestran que las fluctuaciones y el descenso hormonal que se da en la perimenopausia, es decir, en el climaterio, aumentan el riesgo de padecer depresión. Es muy probable que la causa sea multifactorial, pero la mayor parte de los datos objetivos apuntan al efecto directo de los estrógenos —o a su ausencia— sobre el cerebro. Recientes ensayos clínicos han corroborado la acción beneficiosa de los estrógenos frente a un placebo en mujeres perimenopáusicas, tanto si tenían síntomas depresivos al inicio como si no.

Erika, una vez informada, decidió tratarse con antidepresivos puesto que no presentaba otros síntomas molestos en su menopausia. Además, le recomendamos intensificar la actividad física pues, según demuestran estudios importantes, esta nos protege y atenúa los síntomas de la depresión. En las siguientes visitas pude constatar su mejoría. «Ahora —me decía—, comprendo mi situación; he recuperado la seguridad y la confianza en mí misma, no lloro tanto y mi vida social y de pareja vuelven a ser placenteras».

Os contaré otro caso relacionado con todo lo anterior, pero que presentaba síntomas muy llamativos y algo diferentes. La mujer que lo estaba padeciendo tenía 49 años y se hallaba muy confusa. Quizá alguna lectora (o lector) se sienta reflejada. Pongamos que se llamaba Carol. Carol seguía teniendo sus reglas, pero en la segunda fase del ciclo experimentaba una «transformación»: inquietud, gran irritabilidad, turgencia mamaria y un desasosiego importante. Durante los quince días previos a la regla no podía aguantarse, aunque era consciente de que algo le pasaba: tenía discusiones en el trabajo, en casa, sus amigas le decían que se estaba volviendo irritable, impaciente y a veces hasta un poco irrespetuosa. Carol, mujer muy inteligente, intentaba, mediante técnicas de relajación y, sobre todo, haciendo mucho ejercicio, controlarse esos días en que se transformaba. Me decía: «No me he vuelto loca. Casi todos los pollos y discusiones que monto son por asuntos en los que tengo razón, pero son la intensidad y las formas lo que me impiden conseguir el objetivo y quedarme hecha polvo, pero sin calmar la indignación, la irritación, el enfado, la inquietud». También me decía: «Esto va a más y no puedo seguir así. Lo estoy pasando fatal... Luego, me viene la regla y al día siguiente soy la mujer más feliz, sosegada y pacífica del mundo. Otra persona. Soy como el doctor Jekyll, que quince días antes de tener la regla se convierte en míster Hyde».

Carol había tenido una depresión posparto leve, pero durante muchísimos años sus reglas fueron normales y no tenía síndrome premenstrual. Tampoco presentaba sofocos ni insomnio. Un análisis hormonal revelaba unos niveles normales de estrógenos y hormonas hipofisarias.

Pues bien, Carol estaba padeciendo lo que se llama **síndrome disfórico premenstrual grave de la perimenopausia**, que es como el síndrome premenstrual que muchas experimentamos, pero a lo bestia y con síntomas emocionales no depresivos: ansiedad, nervios de punta, enfado, irritabilidad, incluso la sensación de estar abrumada y perder el control. En los casos graves, parece un síndrome disociativo como el del personaje de la novela de Stevenson.

No se sabe muy bien por qué algunas mujeres experimentan algo tan desagradable para ellas y su entorno, pero las teorías más aceptadas lo relacionan con el desequilibrio hormonal estrógenos-progesterona y con los cambios incipientes en el ritmo de secreción de las hormonas hipofisarias que, en ocasiones, tienen mucha más influencia sobre el complejo sistema límbico, de las emociones y sensaciones.

Mi madre debió de padecerlo, porque a veces decía eso de: «Tengo los nervios de punta. No me digáis nada. ¡Dejadme en paz!». Un día, mi hermano pequeño metió las manos por debajo de su falda con mucho interés, como buscando algo. Después de decirle varias veces que se estuviera quieto y de quitarle las manos de su entrepierna, finalmente mi madre le preguntó: «¿Qué buscas?», y el bueno de mi hermano le respondió: «¡Esos nervios que siempre tienes de punta!». Mi hermano, con la inocencia de la niñez, intuía dónde estaba el origen del problema; o simplemente buscaba las puntas de los nervios para cortarlas. Ojalá pudiéramos hacerles la manicura a las «puntas de los nervios» cuando sobresalen de más, como hacemos con las uñas... ¿Que hay nervios? Se cortan, se liman y, chimpún, a otra cosa, mariposa.

Volviendo al caso de Carol, una vez comprendido lo

que le pasaba y tras compartirlo con ella, fue tratada con progesterona de aplicación local en bajas dosis durante esos quince días fatídicos del mes y con un inhibidor de la recaptación de serotonina, también en dosis bajas: el famoso Prozac, que es de gran utilidad. Y, por supuesto, siguió haciendo mucho ejercicio físico. Fue un alivio para ella, creedme. Alivio por contarlo y que, por primera vez, no la llamasen loca y alivio al ver que tenía explicación y tratamiento. A día de hoy, sigue siendo evaluada de manera periódica y probablemente sus síntomas serán diferentes cuando sus ovarios ya no sinteticen más hormonas.

CLAVES

- Los cambios de ánimo, de humor, y el sentimiento de vulnerabilidad son muy frecuentes en los inicios de la menopausia y tienen como causa fundamental las variaciones de los niveles de hormonas ováricas e hipofisarias.

- Una de cada cinco mujeres padece depresión. Sus causas son complejas, pero en algunas se da una mayor vulnerabilidad biológica relacionada con las fluctuaciones hormonales. Haber tenido depresión posparto, síndromes premenstruales severos o antecedentes familiares son factores de riesgo.

- La depresión se asocia a insomnio, pero no deben confundirse los trastornos del sueño por hipersudoración nocturna y sofocos, que producen cansancio y síntomas de bajo ánimo, con una verdadera depresión.

- Todos los estudios demuestran que la actividad física intensificada protege o mejora los síntomas depresivos.

- Estos síntomas emocionales, afectivos y depresivos se dan al principio de la menopausia asociados a las fluctuaciones de la secreción de hormonas y a su repercusión en áreas cerebrales. Aun sin tratamiento hormonal, a partir de los 60 años, es mucho menos frecuente presentar estos síntomas.

- Los estrógenos asociados cíclicamente a la progesterona en el contexto de una terapia hormonal de sustitución son efectivos y deben administrarse cuando están indicados.

Alteraciones del sueño:
¿por qué ya no duermo bien?

Dormir bien es tan necesario que hasta se ha instaurado el Día Mundial del Sueño bajo el lema: «Dormir bien es tan importante como llevar una buena alimentación». Tanto a nivel físico como psicológico, un mal descanso tiene consecuencias negativas para la salud. El sueño reparador es esencial para mantener sanos los sistemas metabólico, inmunológico, físico y cognitivo. Es imprescindible para tener una buena calidad de vida.

Las alteraciones del sueño, el insomnio en todas sus variantes, son el segundo síntoma más experimentado durante la menopausia. Está claro que los sofocos y las sudoraciones durante la noche son causas de despertares y mal dormir en las mujeres que los sufren, pero no son la única razón de la falta de descanso. La menopausia produce cambios en la neuromodulación de zonas del hipotálamo que afectan al sueño y el insomnio puede darse sin que haya sofocos. En este caso, la progesterona, la segunda hormona más importante de los ovarios, tiene un mayor protagonismo que los estrógenos, ya que induce al sueño por mecanismos neuronales. ¿Recordáis el sueño en los primeros meses de embarazo? Pues se debe al incremento mantenido de la progesterona. La progesterona aumenta la fase REM del sueño, posiblemente porque algunos de sus metabolitos se unen a receptores GABA neuronales que desencadenan efectos sedantes.

No obstante, tenemos que hablar también de otra hormona con cierto protagonismo. Sería como una actriz de reparto, pero cuyo papel es muy interesante: hablo de la melatonina, una hormona que se ha hecho muy popular en los últimos años y que regula los ciclos entre noche y día, luz y oscuridad. Es por esta razón que, desde hace tiempo, se utiliza para evitar el *jet lag* y, últimamente, para tratar algunos casos de insomnio. Además, tiene otros muchos efectos como antioxidante, neuroprotectora, etc.

La melatonina es segregada por una pequeña glándula endocrina, la glándula pineal, situada en el centro del cerebro, en la parte posterior del tálamo (diencéfalo), con el que tiene conexiones. El tálamo realiza funciones esenciales, pues recibe y retransmite ya regulada la ingente información sensorial y motora a la corteza cerebral. El tálamo es como la antesala de las funciones superiores de la corteza. En fin, esta pequeña digresión tiene como finalidad subrayar la importancia de todas esas estructuras que, desde el centro del cerebro, modulan, controlan y regulan emociones, comportamientos, pensamientos, ritmos y secreciones hormonales y neuroendocrinas.

La secreción de melatonina va disminuyendo con la edad porque la glándula pineal va «envejeciendo»; pero es que resulta que también la segregan el ovario y la placenta, con lo que en la menopausia se produce una disminución que causa sin duda alteraciones en el control del ritmo circadiano que pueden comenzar meses antes de las irregularidades menstruales.

Esto es lo que le pasó a mi paciente Lucía, una profesional muy bien situada de 47 años, con dos hijas mayores y un marido extraordinario, valiente y amoroso como ella. Cuando Lucía empezó a sufrir insomnio, lo atribuyó a mayor nivel de estrés laboral que el habitual, pero no presentaba ningún otro síntoma salvo el deterioro y la angustia derivados de no descansar. Pensó en todo, le dijeron de todo: «¿No tendrás algún problema no resuelto? Alguna crisis, algo no consciente». «¿Tienes antecedentes importantes de enfermedad, personales o familiares?».

Lucía acudió a su médico de familia, quien descartó anemia y alteraciones analíticas básicas que pudieran sugerir la causa de sus síntomas. Descubrió un déficit de vitamina D y le aconsejó que tomara suplementos. Y que comenzara psicoterapia.

Ella seguía teniendo la regla, aunque muy escasa y algún mes le había faltado. No tenía sofocos, sudoración nocturna, sequedad vaginal, cefaleas ni molestias urinarias, por lo que en ningún momento relacionó su insomnio con «el cambio», con la menopausia.

Recuerdo muy bien su caso. Su extrañeza y su miedo ante un síntoma —el insomnio— cuya causa desconocía, que se había presentado en el último año y que no lograba atenuar con ninguno de los fármacos o técnicas psicológicas de relajación. Todos los análisis y estudios salieron bien. Aún era muy joven y siempre había tenido una salud de hierro. Entonces, ¿por qué no conseguía conciliar el sueño? En palabras de ella, era como si el mecanismo de dormir se le hubiese parado, estropeado.

Lógicamente, pasadas las semanas, incluso meses, y aunque algún día tomando ansiolíticos con efecto hipnótico lograba descansar, su salud física y psíquica se fue deteriorando. Cada vez le costaba más concentrarse y, a partir de la caída de la tarde, comenzaba a temer la noche, esa tortura de dar vueltas, de intentar leer y no poder, de ver una serie sin conseguir distraerse, de contar borreguitos, de sentir el cansancio pesado, unido a un cierto nerviosismo, y no poder desconectar, no lograr percibir esa sensación dulce de deslizarse en el sueño.

«Encima —me decía Lucía—, estoy harta de «cuñadismos» y de aguantar los consejos e interpretaciones sobre lo que me pasa». Consejos bienintencionados que familia, amigos y compañeros le daban. Que si tenía mucho estrés, que si siempre se había exigido mucho y eso se paga, que si no sacaba sus sentimientos fuera, que si no sabía decir no, que si no estaba siendo positiva, etc. Al principio hacía caso a las recomendaciones, pero al no encontrar mucho alivio en nada, se fue sintiendo progresivamente más sola, incluso entre sus más allegados: ella estaba experimentando un problema serio y a su alrededor parecía haber una sospecha de que estaba haciendo algo mal, de que estaba demasiado estresada. Una situación incómoda y difícil de vivir que la separaba un poco del mundo.

Cuando vino a mí, quedaba una posibilidad etiológica por explorar: las hormonas. Y eso fue lo que hicimos. Descartada una disfunción tiroidea, le hice un análisis completo de hormonas ováricas y suprarrenales. Aunque el perfil hormonal no era el de una menopausia establecida, sus niveles de estrógenos, en análisis repetidos, estaban en el límite bajo. Una exploración ginecológica apoyó el diagnóstico de cese de actividad ovárica.

Con esos datos, la opción más adecuada para tratar su insomnio por insuficiencia ovárica podían ser los anticonceptivos en dosis bajas durante unos años y 2 mg de melatonina al caer la tarde. Así lo prescribí, de acuerdo con su ginecólogo. Lucía mejoró espectacularmente al cabo de tres meses y, además, incorporó a su vida más ejercicio, yoga y una alimentación ordenada, elementos complementarios muy interesantes siempre que se haya dado previamente en la diana etiológica.

CONTROLAR EL ESTRÉS

Como es lógico, no dormir produce mucho estrés y, a su vez, este retroalimenta el insomnio. El estrés agudo empeora el insomnio de la mujer en el periodo de transición hormonal, como han demostrado muchos estudios, pues deprime el sistema vagal y potencia la hiperactivación del sistema nervioso autónomo, que está relacionado con las hormonas del sueño. Por eso, algunas técnicas pueden ayudar a romper ese círculo vicioso mientras se encuentra la causa del insomnio. El ejercicio físico, la higiene del sueño, el yoga y la meditación resultan de utilidad.

Cuando los sofocos, los sudores y el insomnio ocupan la noche de una mujer, se pueden desencadenar problemas secundarios como cansancio físico y psíquico, falta de concentración, irritabilidad y depresión. De todo esto hablaré por separado.

No obstante, hay dos síntomas que pueden quedar enmascarados en este contexto y que es importante descartar en esta fase de la menopausia. El más importante es la apnea del sueño.

La **apnea del sueño** consiste en el colapso repetitivo de la faringe durante el sueño. Es mucho más frecuente en hombres, pero se incrementa enormemente durante la menopausia y debe sospecharse en personas previamente roncadoras o con obesidad. Sobre todo, aparece cuando la menopausia es precoz o llega de manera muy brusca a causa de una cirugía o de tratamientos antihormonales oncológicos. Según algunos estudios, hasta un 50 % de las mujeres posmenopáusicas la pueden experimentar.

Todos sabemos el elevado riesgo cardiovascular que supone la apnea del sueño. La anatomía de la faringe y los andrógenos junto con otros factores genéticos y predisponentes explican que se produzca con mayor frecuencia en hombres. Sin embargo, tras la menopausia, posiblemente la preponderancia relativa de andrógenos junto al aumento de peso y a otros factores desconocidos incrementan la posibilidad de padecerla, por lo que es muy importante tenerla en cuenta y tratarla si se confirma.

Dunia, una paciente, en una ocasión me contó, como de pasada, que se había roto una costilla al caerse de la cama; más bien se había tirado de la cama como para huir de algo que le había sobresaltado. Fue una anécdota. Más adelante me dijo que su compañero la había visto despertarse varias veces sobresaltada, como si le faltara el aire. Dunia era una mujer menopáusica de 60 años con osteopenia, delgada y fumadora de cinco cigarrillos al día durante más de treinta años (¡ay, el tabaco...!). Atando cabos, decidimos llevar a cabo un estudio que concluyó que los sobresaltos nocturnos se debían a episodios de hipoapneas (cuando el colapso de la faringe no es total). Dejar de fumar, hacer ejercicios respiratorios y practicar más actividad física revirtieron la situación.

El otro síntoma es el **síndrome de piernas inquietas**, cuya etiología es desconocida, pero cuya posibilidad de padecerlo aumenta con la edad en las mujeres y, a veces, se superpone a todas las molestias que acontecen durante la noche. Consiste en unas sensaciones de malestar, de inquietud en las piernas, a veces acompañado de calambres que impiden el descanso. No se ha encontrado una asociación de este síndrome con la situación hormonal, pero podría requerir una evaluación neurológica aparte.

CLAVES

- El insomnio grave como manifestación casi exclusiva de la menopausia o premenopausia es raro, pero puede darse.
- La alteración del sueño entre moderada y severa en sus distintas modalidades es, sin embargo, muy frecuente en este periodo (más de un 50 % de las mujeres lo experimentan). A veces va unido a los sudores y sofocos nocturnos, pero estos no son la única causa, pues la

alteración del sueño se produce por la falta de modulación hormonal, tanto a nivel del sistema nervioso central como autónomo, y puede ocurrir sin alteraciones vasomotoras.

- El insomnio se produce por el déficit de producción de estrógenos, pero, sobre todo, de progesterona; la melatonina juega un papel importante.

- Para poder tratar adecuadamente el insomnio es necesaria una evaluación hormonal completa y una historia detallada del sueño en mujeres a partir de los 40 años.

- Todos los hábitos de vida y prácticas que ayuden a mantener horarios saludables, a atenuar los estímulos y a reducir el estrés, así como el ejercicio físico y una alimentación nutritiva son la base de cualquier tratamiento del insomnio.

- El tratamiento hormonal de sustitución es el más efectivo ante el insomnio grave por esta causa. En otras situaciones o problemas, la melatonina o algunos fármacos que aumentan la recaptación de serotonina pueden ser útiles.

- Es muy importante descartar la apnea del sueño como trastorno frecuente tras la menopausia.

Disminución de la libido: ¿tiene algo que ver con la disfunción eréctil? ¿Es útil la testosterona?

«Libido» es un término muy complejo y amplio sobre el que se han escrito ríos de tinta. Ha sido analizado por filósofos, psicólogas, sexólogos, sociólogas, antropólogos, poetas... y un largo etcétera. Es en verdad un concepto rico y complicado, pero aquí no podemos profundizar en él, pues no es el objetivo de este libro. A efectos de entender su importancia, diremos que es una fuerza vital muy potente que guía nuestro comportamiento, aunque a veces quede en nuestro inconsciente y opere de forma más o menos indirecta. Libido es deseo en el amplio sentido de la palabra. En la vida, nos comportamos muchas veces obedeciendo a nuestro deber, a nuestra conveniencia, a un acuerdo personal o profesional, pero lo que nos sale realmente bien y siempre pide paso es aquello que deseamos de verdad, que nos sale de las tripas, ya sea a nivel profesional o personal; es decir, aquello en lo que ponemos nuestra libido.

En cuanto a las relaciones interpersonales en el terreno que nos ocupa, una disminución de la libido equivale a una merma del apetito sexual, que no es un síntoma exclusivo ni específico de la menopausia o, mejor dicho, del climaterio, pero sí es frecuente que ocurra durante este periodo. Lo que no es tan habitual, al menos en mi experiencia, es que sea el síntoma inicial predominante motivo de consulta. Quizá porque en ese caso algunas o muchas mujeres acuden antes a un especialista en sexología. Lo que sí suele ocurrir es que cuando una mujer acude por otros síntomas y le pregunto sobre su libido, me contesta: «¡Ay, doctora! Eso ya se perdió hace mucho, pero qué le vamos a hacer...».

Obviamente, la disminución del deseo sexual, la falta de excitación o ambas cosas pueden tener múltiples causas y requieren una valoración psicosocial y cultural y una historia farmacológica, porque hay medicamentos que, desgraciadamente, producen disfunción eréctil en el hombre y menor libido en la mujer. Sin embargo, según mi experiencia, aunque exista algún problema biopsicosocial, hay que explorar el eje hormonal, pues a veces se trata de una suma de factores y, si nos quedamos con una única explicación, no somos efectivos.

La ausencia de libido no suele ser intensa y persistente, a no ser que esté asociada a un síndrome urogenital grave.

El estudio WISHeS (Women's International Study of Health and Sexuality) mostró que solo un 9 % de las mujeres que tienen una menopausia natural y un 26 % de las que tienen una más brusca posquirúrgica experimentan una alteración seria y perdurable de la libido, aunque de forma más leve sí es un síntoma muy común.

Durante décadas, se ha estudiado la causa de la falta de deseo sexual en las mujeres y ha habido bastante controversia. En la mayoría de los mamíferos, el deseo va unido al estro, o sea, al pico de estrógenos. Desde luego, la falta de estos en la mujer disminuye el apetito sexual; por el contrario, los días del pico estrogénico del ciclo menstrual y los inmediatamente posteriores, muchas mujeres experimentan un mayor deseo. No obstante, pronto se vio que los estrógenos no eran la única razón. A diferencia de otros síntomas climatéricos, la pérdida del deseo está más relacionada con la disminución de las hormonas masculinas o andrógenos, que también están presentes en la mujer, específicamente de la testosterona producida en los ovarios y de otros producidos en la glándula suprarrenal. La testosterona interviene en el cerebro activando los sentidos y estimulando el deseo sexual.

Os voy a contar unos casos que pueden reflejar este

problema y ayudarnos a comprenderlo mejor. En esta ocasión son inventados, pero, como el resto de los que aparecen en este libro, podrían ser reales.

Marina acude a consulta por una disminución severa de la libido. Está convencida de que el origen debe de estar en las hormonas. Me cuenta que se siente como un muñeco de trapo, que el sexo ha pasado de ser un aspecto muy importante en el equilibrio y convivencia con su marido a convertirse en un problema. No siente ninguna atracción por su pareja. Cuando consiente la relación no siente dolor, pero tampoco el menor placer. Al no sentir deseo, la lubricación la debe conseguir con una gran cantidad de cremas. Al acabar, se siente aliviada. En su relación de pareja hay mucha sinceridad y generosidad, así que han hablado de ello, pero Marina está preocupada y frustrada por lo que está pasando. Tiene 49 años, es muy joven aún. Le ha dado muchas vueltas porque, por mucho que se quieran —y ellos se quieren—, en una convivencia física, si no hay deseo, puede llegar a haber repulsión —que es lo que ella siente a veces cuando su marido la acaricia—. Marina no lo puede evitar y luego se siente culpable.

Puede tener paciencia y esperar. Puede intentar sublimar su rechazo. Y todo eso puede ser útil. Sin embargo, ella ha decidido consultarlo. Al fin y al cabo, puede tener solución o mejoría. Ha elegido luchar por su convivencia y su bienestar. Quiere seguir jugando, quiere recuperar ese espacio privilegiado de amor, desinhibición y fantasía compartida.

Marina sigue teniendo sus reglas sin alteraciones. No tiene sofocos ni otros síntomas que anuncien una menopausia inminente. No obstante, por la edad y por lo que comprobamos en sus análisis y exploraciones, sí está en el periodo climatérico.

El deseo, la atracción sexual, es un fenómeno de enorme complejidad en los seres humanos y no quiero transmitir la idea simplificada de que todo depende de las hormonas, pero qué duda cabe de que estas juegan un papel muy importante.

Creo que Marina fue valiente y tomó una decisión acertada al optar por una evaluación general antes de ir a un psicólogo, sexólogo o especialista en medicina plástica. Cualquiera de estos profesionales puede ser útil, pero para realizar un diagnóstico certero es mejor una evaluación médica ginecológica y hormonal correcta.

Tras las exploraciones y análisis, Marina, cuyos niveles

de estrógenos y progesterona se mantenían estables, fue tratada con dosis bajas de testosterona en gel con unos resultados más que satisfactorios. Obviamente, este tratamiento debe vigilarse de manera periódica.

Una mujer joven, sana, no menopáusica y con disminución de la libido como único síntoma... ¿No es un poco excesivo ir al médico solo por esa razón? ¡Con la de problemas que hay en el mundo! Esto es lo que pensó ella en un principio, lo que quizá algunos profesionales o gente de su entorno le habían dicho. En un momento de la entrevista me confió que había estado obsesionada por encontrar una solución y recuperar el placer.

Una ginecóloga amiga mía me dijo hace años que lo peor de su menopausia era que había dejado de tener sueños eróticos, pues estos la ayudaban mucho en su equilibrio emocional. Curiosamente, en el contexto de otras enfermedades crónicas que trato, como la diabetes o la hipertensión, bien como efecto de la propia enfermedad o de su tratamiento, algunas personas viven una tremenda disminución de la libido y, ocasionalmente, en el caso de los hombres, impotencia o disfunción eréctil. Muchas veces se pasa esto por alto al centrarse en otros aspectos de la enfermedad.

Hace unos años estas situaciones no tenían buena solución. Sin embargo, hoy, que nos preocupamos tanto por la calidad de vida de las personas, no podemos seguir obviándolas, y mucho menos cuando el o la paciente lo enuncian como un problema. En el caso del hombre, al menos, se le ha dado mucha más acogida y respuesta, aunque queda camino por recorrer.

Muchos estudios han demostrado que, al menos a corto y medio plazo, la libido mejora mediante la administración de testosterona asociada a estrógenos (y progesterona cíclica si hay útero), o incluso solo con testosterona. Para ello, la vía transdérmica es más segura y efectiva. No solo aumenta el deseo, sino la excitación, la calidad e intensidad del orgasmo y la satisfacción global en la relación, con la consiguiente disminución del malestar asociado al problema. En el título de este apartado enunciaba la pregunta sobre si la ausencia de libido y excitación sexual en la mujer es equivalente a la disfunción eréctil en los hombres. En realidad, era una pregunta retórica, porque no se puede contestar con exactitud, ya que la disfunción eréctil en el hombre puede darse por la ausencia de libido, por motivos hormonales, por problemas vasculares y por otra multitud de causas. Además, el hombre no experimenta una menopausia (andropausia) similar a la de la mujer en cuanto a su impacto.

Pene y clítoris se desarrollan a partir del mismo tejido, así que estimular uno u otro durante el sexo o la masturbación es igual de placentero. También el clítoris puede experimentar una erección similar a la del pene con la excitación sexual, aunque infinitamente menos visible, pues la erección del clítoris ocurre en gran parte de forma interna.

Durante la menopausia el clítoris no «envejece» o al menos no mengua, sino todo lo contrario. Por tanto, en teoría, el placer y el orgasmo provocados por su estimulación deberían mantenerse en este periodo. Para muchas mujeres así es, pero para otras no. Hace poco leí este comentario de una mujer: «Pues yo he de decir que el clítoris no envejecerá, pero sí se atonta con la menopausia... Tengo verdaderos problemas con el tema sexual. He probado diferentes cosas naturales, pero no hay mejoría; y no es psicológico, ¡mi vida sexual antes de esto era perfecta!».

Y es que, aun cuando el clítoris no se atrofia como la vulva y la vagina, la falta de lubricación, la disminución de receptores y la menor circulación pueden conducir a una más difícil excitación y erección del clítoris. Por tanto, aun siendo diferentes en tiempo y causas, sí hay cierta similitud entre la disfunción eréctil del hombre y la menor excitabilidad del clítoris, lo cual repercute en una menor libido y deseo de la mujer menopáusica.

Dicho esto, volvamos a la testosterona. Tras un tratamiento con esta hormona, la mejoría no es instantánea y a veces hay que esperar varias semanas para notar el efecto. Si este es muy leve o imperceptible, no vale la pena prolongar el tratamiento más allá de seis meses. Aunque en el terreno de las hipótesis puede ser plausible, no hay en absoluto datos suficientes para saber si la testosterona, en dosis fisiológicas, es útil también para evitar la pérdida de masa muscular, los síntomas de cansancio, los cambios de humor depresivos o la sensación de pérdida cognitiva asociados a la menopausia, pero muchas mujeres experimentan beneficios.

¿Precauciones? Se han oído muchas voces alertando sobre el uso de la testosterona. Según decían, nos convertiríamos poco menos que en la mujer barbuda. Sin embargo, lo cierto es que, aunque faltan estudios a largo plazo, cuando se emplea en dosis que consiguen niveles de testosterona parecidos a los premenopáusicos, no hay signos de virilización y solo se ha descrito un leve aumento de acné, pero no de vello ni mucho menos cambios en la voz.

Las precauciones, pues, serían las mismas que con cualquier tratamiento hormonal: medición de niveles de testosterona totales antes de comenzar el tratamiento y seguimiento de los mismos. No deben administrarse dosis suprafisiológicas ni tampoco por vía oral, ya que ambas circunstancias se asocian a un empeoramiento de los niveles de colesterol y otros lípidos. Tampoco es conveniente en mujeres con alto riesgo cardiometabólico o con cáncer de mama hormonodependiente, aunque no se ha podido demostrar ninguna relación o aumento de riesgo.

¿Y por qué no hay testosterona para mujeres? En realidad, durante un tiempo se vendía un preparado de testosterona en Estados Unidos cuyos promotores lo calificaban como la «viagra femenina», pero la aparición de efectos secundarios indeseables hizo que lo retirasen del mercado.

Junto a una pareja amiga, comencé la búsqueda de un preparado adecuado. Su historia, la de Gema y Sergio, comienza muchos años atrás, cuando ella empezó a tener síntomas de menopausia y la asustaron al decirle que el tratamiento de sustitución podía producirle cáncer. Ella no se encontraba bien. Sus síntomas, aunque con algún sofoco, eran sobre todo cansancio, tristeza e inhibición, ¡un desfondamiento energético! Después de un peregrinaje por las consultas de varios psicólogos y un tratamiento antidepresivo que la alivió algo, pasó por una estación intermedia, con un tratamiento hormonal de sustitución y la ayuda de sexólogos, y la situación mejoró. Sin embargo, el deseo no volvía y, en una pareja que se ama, eso es un problema, yo diría que importante, y que causa mucho estrés. Afortunadamente, en vez de mirar cada uno para un lado, como normalmente se hace, Gema y Sergio, Sergio y Gema, siguieron preguntándose y preguntando y buscando. Fue durante esa búsqueda cuando nos encontramos y, juntos, nos dimos cuenta de la falta de información, de preparados y de claridad que existe en España. Tirando de bibliografía, de opiniones expertas y de farmacéuticos muy profesionales, encontramos el tratamiento adecuado. No sé si fueron felices y comieron perdices, pero, desde luego, su calidad, su calidez y, sobre todo, la energía que compartían mejoró mucho con el tratamiento de testosterona.

CLAVES

- La deficiencia de testosterona tiene efectos igual de graves en ambos sexos: libido baja, depresión, pérdida de masa muscular y aumento de grasa.

- Aunque muchos hombres se cohíben antes de consultar por una disfunción eréctil, en general enfocan bien el problema y encuentran soluciones. Sin embargo, en las mujeres posmenopáusicas, los problemas relacionados con el deseo sexual y la libido están mucho más silenciados por lo que, en ocasiones, ellas lo asumen como producto indefectible de la edad.

- Los estudios demuestran que la testosterona mejora el impulso sexual, la excitación y la calidad general de las relaciones. La eficacia a largo plazo de la terapia con testosterona en las mujeres no está del todo probada. Por este motivo, habitualmente, la terapia con testosterona se prescribe solo a las mujeres climatéricas que tienen niveles suficientes de estrógenos y una disfunción sexual importante, y en ausencia de otras causas.

- La carencia de conocimiento y la escasa difusión de

este problema sumadas a una escasa oferta farmacéuti-
ca dificultan su tratamiento.

- La testosterona debe administrarse de manera transdérmica y, en general, asociada a un tratamiento hormonal
de sustitución.
- Como ocurre con otros síntomas de la transición menopáusica, el control de los niveles hormonales y clínicos
constituye la base del tratamiento y de la dosificación.

Síndrome genitourinario de la menopausia

Tener «problemas en los bajos» era una expresión común
entre las mujeres de otras generaciones. A veces, eran
consecuencia del parto o de cirugías ginecológicas; otras,
más frecuentes, de la menopausia.

Los problemas en las zonas genitourinarias incluyen
infecciones recurrentes, sequedad, dolor durante las relaciones (dispareunia), pérdidas de orina con el esfuerzo o
incontinencia franca y prolapsos, entre otros. ¡He oído a
tantas mujeres relatar síntomas relacionados con ellos!
Algunos estudios internacionales, como el REVIVE, si-

túan la prevalencia del **síndrome genitourinario de la menopausia** hasta en un 90 % de las mujeres españolas. El problema es que alguno de los síntomas, si son leves, ni se cuentan. Por eso es tan difícil prevenir su desarrollo.

Yo misma recuerdo la primera vez que, riéndome con toda mi alma (y, como verán, con todos mis órganos), se me escapó el pis y pensé: «qué felicidad, me he reído tanto que me he meado de risa», con perdón por la ordinariez. Si reírse es la expresión de la felicidad, si va un poco mojada, mejor. Yo no había tenido partos traumáticos ni tampoco cirugías ginecológicas, así que no le di más importancia, hasta que lo relacioné con el suelo pélvico. Entonces me puse manos a la obra; es decir, busqué recursos para detener el proceso.

La zona urogenital experimenta cambios ante la disminución de la producción de hormonas ováricas. El término «síndrome urogenital de la menopausia» (SGM) es más o menos reciente, pero está avalado por la poderosa Sociedad Americana de Menopausia y ha sustituido a otros como «atrofia vulvovaginal», «vaginitis atrófica» o «atrofia urogenital». La Asociación Española para el Estudio de la Menopausia, en sus Menoguías, lo define como «los signos y síntomas asociados al déficit de estrógenos y otros esteroides sexuales, como los andrógenos, en la menopausia. Esta disminución provoca cambios anatómicos, fisiológicos y funcionales en el área vulvovaginal: labios mayores, menores, clítoris, vestíbulo vaginal, introito y la propia vagina».

Tras escribir la palabra «vagina» no puedo evitar hacer otra pequeña digresión a propósito de la obra *Los monólogos de la vagina*, de Eve Ensler, un libro que, desde hace más de dos décadas, forma parte de la cultura, yo diría (como recuerdo que también dijo Isabel Allende), universal. Si no lo habéis leído, no os lo perdáis. En la reseña del libro la autora dice que decidió «hablar con las mujeres sobre sus vaginas, hacer entrevistas sobre vaginas, que se convirtieron en monólogos sobre vaginas» irreverentes y a la vez sanadores. Y yo me pregunto: ¿qué diría una vagina menopáusica atrófica, lánguida o dolorida? Procuraré dar pistas en los siguientes párrafos para prevenir y tratar estas situaciones y que la vagina se ría sin dolores ni escapes. Fin de la digresión.

El SGM puede cursar con síntomas vaginales, como sequedad, irritación, ardor, molestia o dolor durante el coito, o urológicos, como urgencia miccional, incontinencia o infecciones urinarias.

Tenemos diferentes receptores estrogénicos en todas las capas epiteliales y musculares y en los vasos sanguíneos de la vagina. Además, los estrógenos son importantes para mantener el pH vaginal, pues regulan la síntesis de glucógeno, que es el sustrato para que los lactobacilos vaginales sinteticen ácido láctico a partir de glucosa. Al ser ácido, el pH baja por debajo de 5, lo que dificulta el crecimiento de microorganismos, bacterias y hongos.

Cuando conocí a Marta, tenía 61 años y padecía una diabetes tipo 2, también conocida como diabetes del adulto. Al igual que le había ocurrido a su madre, la diabetes asomó veintidós años antes, durante el embarazo de su hija, y se volvió a esconder después, ya que sus niveles de glucosa —azúcar— se normalizaron. A los 47 años, a raíz de una infección de orina, su analítica mostró una glucemia elevada. Su médico de cabecera la estudió a fondo y le diagnosticó una diabetes tipo 2. Además de darle consejos sobre alimentación, le recetó un tratamiento farmacológico. Los controles siguientes fueron excelentes, hasta que, a los 50 años, comenzó con los desarreglos menstruales. Según recordaba, su última regla la había tenido a los 51.

Le pregunté a Marta si había tenido más infecciones

de orina y me relató una desagradable sucesión de candidiasis vaginales, cistitis, etc. Además, y a pesar de asistir a varios talleres de suelo pélvico en su centro de salud, fue notando poco a poco incontinencia de orina al toser, al correr o al reírse fuerte —aquí se desvió un poco para decirme que antes era una guasona, que le encantaba sacarle punta a todo, pero que ya no le veía la gracia a casi nada.

Para conocer los detalles de su diabetes le pregunté sobre sus hábitos alimentarios, sobre las glucemias de control y si hacía ejercicio físico. Y para profundizar en sus síntomas en relación con el déficit hormonal de la menopausia necesitaba saber si tenía dificultad para aguantar la orina con la vejiga llena, si sufría incontinencia del esfínter anal —este es un síntoma grave, relacionado con la menopausia, aunque mucho menos conocido— o si padecía algún problema en las relaciones sexuales. Fue entonces cuando me contó que sus relaciones no eran nada satisfactorias debido a una dispareunia —molestia o dolor—, a las frecuentes infecciones y a su cansancio.

Su control de la diabetes había empeorado mucho desde la menopausia por el aumento de peso, la ansiedad, el mal dormir y las infecciones. Por si fuera poco, llegó la pandemia. Ella trabajaba en una tienda de saneamientos y diseños de cocina y baños que tuvo que cerrar como muchas otras y no sabía qué iba a pasar, pero hasta entonces no había vuelto a abrir. En realidad, Marta estaba rabiosa y algo deprimida porque tenía miedo a perder su trabajo, porque no había podido salir de casa en mucho tiempo y porque no sabía si se podría ir de vacaciones. Y rabiosa por su pérdida de control metabólico, urinario, alimentario y sexual.

Además, yo le estaba transmitiendo que, debido a la diabetes mal controlada y a su aumento de peso, tenía un riesgo cardiovascular elevado. En otro apartado del libro hablaré con más detalle de los infartos en las mujeres, pero cuando se padece una diabetes, el riesgo es mayor. Un reciente metaanálisis, que es un estudio en el que se resumen otros muchos estudios, mostró que la mortalidad por enfermedad cardiovascular es el doble en mujeres diabéticas tipo 2 que en hombres diabéticos.

Marta lo tenía muy difícil. Yo entendía su enfado y su frustración. Sabía de qué me estaba hablando, lo que le pasaba. Comprendía que, con tantas infecciones y molestias vaginales, las relaciones sexuales eran difíciles, por eso las evitaba y por eso habían perdido todo su encanto y atractivo. Además, siendo diabética mal controlada, y con un incremento del tratamiento antidiabético, la pérdida de grasa se convierte en algo casi imposible si no se toman medidas específicas. Pero puesto que yo la creí, traté de evitar que se culpara a sí misma, pues eso no hace más que agravar la situación. Durante aquella entrevista, y en muchísimos otros casos similares, me sorprendió el poder curativo que tiene la comprensión empática, creer lo que te cuentan, preguntar sin juzgar y tratar de poner orden y de hacer un buen diagnóstico. La exploración ginecológica de Marta reveló una vulvovaginitis y un leve prolapso uterino. O sea, un SGM en toda regla.

Los principales síntomas urinarios del SGM son la urgencia miccional, la disuria y las infecciones del tracto urinario inferior. La depleción de estrógenos y la edad tienen, además, otros efectos en el suelo pélvico como la incontinencia urinaria y fecal o el prolapso de órganos pélvicos.

Según la descripción de las Menoguías de la AEEM, la integridad del suelo pélvico depende de las acciones coordinadas de tres tipos de estructuras ancladas a la pelvis ósea:

- Músculos (elevador del ano, esfínteres uretrales y anales)
- Nervios (plexo sacro y nervio pudendo)
- Tejido conectivo (fascia endopélvica, cuerpo perineal y ligamentos uterosacros y cardinales)

Este conjunto de músculos, tejido conectivo y fascias tienen una gran cantidad de receptores de estrógenos que, si no se actúa a tiempo, se atrofian a partir del déficit de estrógenos. Desde mi perspectiva actual, me parece increíble que haya tanta preparación para el parto —lo cual me parece maravilloso— y tan poca para la menopausia cuando nos estamos jugando nuestra calidad de vida. Porque hablar de incontinencia, infecciones y prolapsos no es ninguna banalidad.

Como decía, Marta tenía vulvovaginitis, que es una inflamación de vulva y vagina, consecuencia muy frecuente de las infecciones causadas por hongos del género cándida. Este hongo se encuentra habitualmente en la vagina, en equilibrio con la flora bacteriana, y no supone ningún problema. Pero si hay un desequilibrio de dicha flora por una falta o exceso de higiene o por una deficiencia en el sistema inmunitario, como la que puede provocar la diabetes, se puede producir una infección e incluso cronificarse. Además, tenía un prolapso uterino, un descenso de órganos por el debilitamiento de los músculos que actúan como soporte del suelo pélvico. Dependiendo de su gravedad, el prolapso puede ocasionar desde una ligera pesadez y molestia local hasta incontinencia, infecciones y sangrados. Cuando le leí el informe ginecológico, nos reímos. «¡Qué barbaridad! —me dijo—. Todo se cae con la edad: los parpados, la piel del cuello, las mamas, los bajos... Está claro que tenemos que estudiar arquitectura de restauración».

Tanto los andrógenos como la testosterona juegan aquí un papel muy importante. Todas las capas de la vagina tienen también receptores y, sobre todo en las terminaciones nerviosas, son más abundantes que los estrogénicos. La síntesis de la testosterona va disminuyendo progresivamente, así que llegamos a la menopausia con menos, y luego aún sigue descendiendo. De hecho, en investigación básica y en estudios clínicos no controlados se ha demostrado que la administración local de andrógenos produce efectos beneficiosos. Algunos son complementarios con los de los estrógenos y otros son específicos, como la estimulación del crecimiento de las terminaciones nerviosas.

Para prevenir la candidiasis, le expliqué a Marta, era muy importante, en su caso, beber mucha agua para que la orina no esté concentrada, así como lavarse bien después de hacer pis. Es decir, le recomendé y elogié la costumbre de usar el bidé, ese sanitario tan en desuso. Nos volvimos a reír: Marta había trabajado en una empresa de saneamientos y uno de ellos iba a ser imprescindible para su salud.

Los hombres tienen anatómicamente mucha menos predisposición a las infecciones, y aún menos por hongos, pero la mujer debe lavarse bien para evitarlas, mucho más cuando hay, como en este caso, escapes de pis. ¿Y qué mejor que usar un bidé, ese artilugio inventado por los franceses, pero nunca usado por ellos, que ha servido para ripios y chistes de distinta índole?

La segunda medida inmediata fue programar unas sesiones intensivas de fisioterapia de suelo pélvico y gimnasia hipopresiva con el fin de aliviar su incontinencia. Además de estos ejercicios, Marta empezó a utilizar también unas bolas chinas.

Debido a que los niveles de estrona (estrógenos producidos en el tejido graso: recordemos que Marta había engordado bastante) seguían altos, le prescribí también un preparado que es relativamente reciente: el ospemifeno, el primer fármaco no estrogénico de administración oral aprobado para el tratamiento del SGM. El ospemifeno es un modulador selectivo de los receptores de estrógenos con actividad agonista (es decir, similar a los estrógenos) en el hueso y la vagina, neutro en el útero y antagonista en la mama. Para no hiperestrogenizar a Marta y aumentar así su riesgo, me decidí por este preparado no estrogénico. El ospemifeno se utiliza en mujeres que han terminado un tratamiento de cáncer de mama.

Tres meses después de tomar estas medidas, la dispareunia había mejorado mucho. Su libido no era para tirar cohetes, pero, según afirmaba ella misma, volver a tener un sexo placentero le había devuelto unos momentos de humor y ternura muy gratos. Así pues, esta mujer real que estaba deseando recuperar lo que había perdido bruscamente a raíz del climaterio, poco a poco iba recobrando las fuerzas para superar las dificultades de la existencia y la energía vital para disfrutar.

Pero, veamos, mucho hablar de la vagina, pero ¿y qué hay de la vulva? Tendrá que hacer también sus monólogos. La vulva está formada por el monte de Venus, los labios mayores y menores, el clítoris, el vestíbulo y el himen. Los labios mayores están compuestos por tejido fibroadiposo y los menores, por tejido conjuntivo, tejido eréctil (pilares del clítoris) y fibras elásticas. Comparada con otras zonas cutáneas, la piel de la vulva es más sensible, más permeable y con un flujo sanguíneo y una inervación más abundantes.

La vulva, cómo no, también tiene receptores estrogénicos en el epitelio y en la dermis de los labios menores, aunque en cantidad bastante inferior a la vagina. En cambio, en los labios mayores y el periné (la zona entre la vagina y el ano) son muy abundantes. La privación estrogénica provoca entonces cambios en la vulva.

Para el diagnóstico de la afectación vulvar se ha propuesto el índice de salud vulvar que manejan los ginecólogos combinando los hallazgos exploratorios y los síntomas que la mujer refiere. Además de favorecer la aparición de infecciones (vulvovaginitis), generalmente por hongos, la atrofia vulvar produce disfunción sexual, molestias y dolor.

Hace poco tuve otro caso que ilustra la gran diversidad de síntomas que pueden aparecer en el área genital en el curso de la menopausia, sobre todo cuando van pasando los años y no se ha tomado ninguna medida. Henar, de 59 años, a la que trataba por otras razones médicas, me contó que tenía infecciones vaginales y urinarias repetidas y molestias o dolor durante las relaciones con su pareja, que era mujer. Muy activa sexualmente, estaba preocupada por la sucesión de infecciones y por haber pasado del placer a la ausencia de sensibilidad y a una incomodidad creciente que llegaba hasta el dolor. Ella, que siempre había experimentado un gran placer con la estimulación del clítoris, apenas sentía nada, como si no lo tuviese. En la exploración ginecológica presentaba una importante atrofia vulvar, con congestión en algunas zonas donde se identificaba un inicio de ulceración y con otras zonas pálidas, típicas de tejido atrófico.

Yo no sabía, ni encontré suficiente información al respecto, si la ausencia de penetración y de otras prácticas sexuales favorecían o prevenían la atrofia vulvar. Sea como sea, en mujeres que practican sexo con otras mujeres la atrofia vulvar produce una importante disfunción. A veces, por no querer entrar en la intimidad de nuestras pacientes, preguntamos por la dispareunia durante la penetración, olvidándonos de que el sexo es mucho más, se practique con quien se practique. Para evaluar el síndrome genital de la menopausia existen cuestionarios que complementan las preguntas convencionales y así valorar mejor el problema.

Henar fue tratada con un preparado de aplicación vaginal, la prasterona, precursor de andrógenos y estrógenos, y los efectos fueron muy positivos en cuestión de meses. La prasterona ejerce su acción androgénica y estrogénica en todas las capas de la vagina y su efecto puede notarse a las pocas semanas, aliviando el dolor y las molestias y mejorando la función sexual, según han demostrado estudios recientes. A Henar también le ayudaron las cremas con ácido hialurónico y otros componentes antiinflamatorios que el ginecólogo le fue prescribiendo, como el aceite de borraja y el aloe vera. Ahora está valorando someterse a una intervención plástica regenerativa.

CLAVES

- El SGM se debe a la deficiencia de estrógenos y andrógenos, lo que provoca cambios anatómicos y fisiológicos
que son responsables de los síntomas vaginales, urinarios, vulvares y del ámbito sexual.
- Si no se previene o se trata, empeora notablemente la
calidad de vida de las mujeres que lo padecen.
- La atrofia vulvar puede llegar a ser importante y provoca mucha sintomatología en las relaciones sexuales entre mujeres.
- Aparte de las medidas de higiene y de vida sana, como
una nutrición adecuada, el mantenimiento de la actividad sexual previene y mejora este síndrome. El sexo permite una mayor irrigación genital por el mecanismo de
la excitación.
- El uso de lubricantes con un pH adecuado, sobre todo
ricos en ácido hialurónico, y de probióticos específicos
es útil para mejorar la sequedad vaginal y prevenir infecciones respectivamente.
- Los ejercicios de suelo pélvico y la fisioterapia son imprescindibles para prevenir y tratar los primeros sínto-

mas de debilidad del suelo, como la incontinencia ante un esfuerzo.

- La terapia hormonal de sustitución, por vía oral o transdérmica, o los nuevos preparados vaginales con prasterona deben utilizarse en el SGM, salvo contraindicaciones.

- Existen muchos recursos adicionales de medicina regenerativa del área urogenital en mujeres, como es el caso del láser, la radiofrecuencia, la inyección de ácido hialurónico, etcétera.

- En mujeres con cáncer de mama, aparte de las medidas hidratantes o regenerativas, puede utilizarse el ospemifeno y, en ocasiones, estrógenos locales en bajas dosis y con mucha vigilancia.

Riesgo cardiovascular tras la menopausia: el infierno que acecha

Por todos es sabido que no es nada habitual encontrar a una mujer que haya sufrido un infarto antes de los cincuenta años, incluso aunque tenga factores de riesgo como diabetes, hipertensión o hipercolesterolemia. Los estrógenos nos protegen. Pero ¿qué pasa cuando los estrógenos nos abandonan como el desodorante o como el glamuroso carmín a media fiesta? Pues que aumentan los infartos, las anginas de pecho y las trombosis.

Este hecho es una constatación avalada por numerosísimos estudios epidemiológicos, estudios clínicos e investigación básica. Los estrógenos poseen una multitud de efectos beneficiosos sobre el perfil lipídico (colesterol y otros lípidos circulantes), el metabolismo hidrocarbonado (protección frente a la diabetes), la coagulación y sobre la misma vasculatura de las arterias y arteriolas. Los estrógenos son, además, antioxidantes. La acción beneficiosa de los estrógenos sobre los vasos sanguíneos está mediada específicamente por sus receptores y se produce de forma rápida gracias a una serie de fenómenos en los que interviene la activación de diferentes quinasas. Cuando los niveles de estrógenos se reducen bruscamente, disminuyen con bastante rapidez los receptores y se pierde la protección.

Un infarto agudo de miocardio, una angina de pecho o una trombosis cerebral no son ninguna tontería. A veces ponen en riesgo la vida.

Hay muchas mujeres con cargos directivos que, debido al estrés del teletrabajo, a la presión por amenazas de despidos y a la terrible crisis pandémica están sufriendo situaciones duras. Mirad, si no, lo que le pasó a Tamara, una paciente mía.

Tamara estaba separada. Ocupaba un puesto directivo en una multinacional y estaba sometida a una elevada competitividad y estrés profesional. Quería ser perfecta. Ella misma me dijo: «Me siento examinada todos los días. Tengo que ser una mujer once sobre diez, o eso siento yo cuando me reúno por Teams o por Zoom con compañeros y compañeras. En ocasiones, he visto a colegas tratando de resaltar mis fallos de forma cruel, como si estuviesen esperando que cometiese un error para engullirme. Ya sé que esta vida no es buena para mí, pero ¿qué hago? Tengo dos hijos, uno en una universidad privada porque no le ha dado la nota y la otra haciendo un máster carísimo sin el cual sus posibilidades laborales son pocas. Si dejo el trabajo, ¿qué pasa con ellos? Tengo que aguantar unos años más. Y más en estos momentos en los que todo es incertidumbre».

La familia de Tamara tenía el colesterol elevado, pero se les hizo un estudio unos años atrás y no presentaban ninguna de las mutaciones que corresponden a las hipercolesterolemias familiares monogénicas, es decir, las más graves. Su madre tenía siempre «un poco de colesterol» y Tamara también solía tenerlo por encima de doscientos, pero, como le decían que el colesterol bueno —el HDL— estaba muy alto y estaba protegida, no le dio ninguna importancia. Además, ella nunca había querido medicarse porque había oído sobre los problemas musculares que causaban los fármacos para reducir el colesterol y porque, en general, no le gustaba tomar medicinas.

En la última revisión de empresa antes de la pandemia, su colesterol estaba un poco más elevado, por lo que había comenzado a tomar fitosteroles, los esteroles vegetales que se encuentran en algunos productos lácteos y en algunas margarinas; aunque su efecto sobre la reducción del colesterol es débil, se han probado científicamente y a Tamara le parecía una solución más natural.

Por otro lado, Tamara tenía 54 años y su tensión arterial había estado bien siempre. Pero, al dar positivo en COVID, se compró un pulsioxímetro y un tensiómetro y últimamente estaba notando que cada vez era más frecuente que su tensión arterial (TA) estuviera alta. Ya no podía ir al gimnasio, la tensión por la pandemia se palpaba en el ambiente; normal que la suya le subiera, pensó. Además, estaba en plena menopausia, así que atribuyó las palpitaciones, el calor y la subida de tensión a todo eso.

Había tenido su última regla hacía casi cuatro años. El ginecólogo le había dicho que todo estaba bien y ella se había alegrado mucho; al fin y al cabo, la menopausia es algo normal y muchas mujeres se hacen las débiles o las víctimas, o al menos eso pensaba ella.

A Tamara le gustaba su aspecto. No aparentaba la edad que tenía. Por genética, pensaba, y porque se cuidaba. Le horrorizaba engordar. Ah, sí, y fumaba. Un poco antes del confinamiento se había propuesto dejarlo, pero el nerviosismo del encierro la alteró mucho, y eso que su casa era grande. Fumaba poco: cuatro o cinco cigarros al día. «Qué le voy a hacer: es mi ansiolítico. Tampoco creo que me perjudique tanto».

Para Tamara, perder la belleza, el tipo y o alguna de sus capacidades era una auténtica amenaza, porque su mundo era una jungla peligrosa, especialmente para una mujer. Yo le doy la razón. Es así de injusto, pero las mujeres que han llegado al poder, a puestos de influencia, no han conseguido cambiar mucho las reglas del juego, la política, las leyes, la cultura social... De hecho, algunas ni siquiera lo han intentado; como si no se sintieran orgullosas de ser mujeres, diferentes y muy necesarias.

Tres meses después del confinamiento, Tamara tuvo que acudir a urgencias. Se encontraba débil y una sensación de profunda angustia la invadió; además, notaba una especie de peso en el hombro derecho, acompañado de un sudor frío y de ganas de vomitar. Durante unos segundos dudó si llamar o no a urgencias; los síntomas eran muy raros y le daba miedo ir al hospital, tan colapsado por la COVID. Pero su hijo estaba en casa y no dudó. Sí, Tamara se estaba infartando. Un infarto grave, agudo, que podía haber acabado mal.

El infarto de miocardio es una importante patología que comenzó a producir muertes prematuras entre los españoles —hombres de entre 40 y 50 años generalmente— en los años setenta. Provocaban muertes fulminantes o grandes invalideces posteriores. La salud pública, los cardiólogos, los lipidólogos y otros muchos profesionales hicieron una extraordinaria labor a partir de entonces para identificar los factores de riesgo y tratar aquellos de manera potente o agresiva aquellos que se podían modificar; además, se desarrolló un sistema de atención hospitalaria inmediata que ha evitado infinidad de muertes o incapacidades. Un éxito sanitario.

¿Me permitís un pequeño rodeo que la tierna memoria pone en mi camino? Recuerdo a un amigo del alma que, estando en una reunión de trabajo, se levantó y dijo: «Ahora vuelvo». Terminamos la reunión sin él. Cuando fui a buscarlo, estaba en la unidad coronaria. Se había presentado allí una hora antes diciendo: «Me estoy infartando». Y así era. Gracias al tratamiento inmediato, no tuvo secuelas, pues le colocaron dos stents que le devolvieron la oxigenación a todo el corazón.

Bien, pero ¿qué ha pasado con las mujeres en la transición del modelo social? Pues que, aunque no tengamos factores de riesgo como los descritos anteriormente, también estamos sufriendo infartos. Las estadísticas de muchas ciudades (Madrid incluida) y países desarrollados reflejan que la primera causa de muerte en la mujer es la enfermedad cardiovascular. Sorprende, ¿no? Nadie lo diría, pero así es: el cáncer de mama sigue siendo una tragedia, pero afortunadamente se cura en un altísimo porcentaje. Sin embargo, la mujer a partir de los 50 años está muriendo por infartos. Aun así, se sigue teniendo la percepción de que es un problema que afecta únicamente a los hombres.

A Tamara le afectó. Por eso acudió a mí, para asesorarse sobre el papel de las hormonas y sobre si debía o no tomarlas en el contexto de la prevención de un nuevo accidente isquémico.

Veamos qué dice la ciencia. Hoy en día, la mayoría de los expertos apoya las bondades del tratamiento precoz de la menopausia solo con estrógenos o con estrógenos combinados con progestágenos durante el periodo denominado «ventana terapéutica», que se corresponde con los primeros años de la menopausia e incluso un poco antes de que cesen las reglas. En la actualidad, hay estudios que evidencian que la terapia hormonal sustitutiva ofrece un efecto protector a largo plazo que supone nada menos que la reducción de entre un 40 y un 50 % de las patologías cardiovasculares.

Más allá de esos primeros años de la menopausia, hay mucha más controversia. La salud de la pared arterial es una de nuestras salvaguardas frente a la arteriosclerosis. En dicha pared, en todas sus capas, interna, profunda, muscular, etc., existen receptores estrogénicos en los que esas hormonas ováricas se unen y ejercen su acción beneficiosa a nivel general. Tras la menopausia, los receptores van desapareciendo más o menos al ritmo que lo hace la hormona circulante, de manera que un tratamiento hormonal tardío es inefectivo a ese respecto. Según algunos autores, el inicio de terapia hormonal de sustitución en una persona que ya tiene daños en el endotelio (capa interna del vaso sanguíneo), que favorecen la formación de una placa de arteriosclerosis, o con alguna placa incipiente puede provocar incluso su movilización, lo que explicaría los malos resultados recogido en el estudio WHI que alertó contra el tratamiento hormonal de sustitución.

Con estos datos, hablé con Tamara. Elaboré una historia clínica y le hice una exploración completa, así como determinaciones hormonales y algunas pruebas especiales que me ayudaron a tener una visión integral. Tenía los resultados del Holter y de otras pruebas que le había solicitado el cardiólogo. Le pedí una valoración hormonal integral y unas determinaciones complementarias para conocer mejor el estado de su coagulación y su metabolismo graso, y también una ecografía Doppler de troncos aórticos superiores para ver cómo estaban sus arterias. El informe, que ponía de manifiesto que había una pequeña placa arteriosclerótica en la carótida derecha, y los resultados de otras determinaciones como la LP (a) y la homocisteína entre otras, evidenciaban que el riesgo de Tamara era más serio del que se podría esperar por su nivel de colesterol.

«¿Qué hago? —me preguntó—. ¿Tomo estatinas para el colesterol? ¿Me vas a prescribir hormonas?». «Vas a dejar de fumar radicalmente —le dije—. Debemos controlar tu alimentación, tu ejercicio y tu tensión arterial con la medicación que precises, pero tu ventana de oportunidad para recibir un tratamiento hormonal de sustitución convencional ya se ha cerrado y podría ser perjudicial». Tamara ya tenía una enfermedad cardiovascular, tanto en las arterias coronarias —infarto— como en otras zonas arteriales, tal y como revelaban los estudios de imagen. En presencia de enfermedad cardiovascular, varios estudios han alertado del peligro del tratamiento hormonal. Y dado que Tamara no presentaba síntomas urogenitales ni sofocos y que sus huesos estaban bien, nos centramos en mejorar su tensión arterial y su nivel de colesterol y en hacer un seguimiento periódico.

Así que, a este respecto, tenemos claramente una ventana de oportunidad, que tan de moda está ahora, y no hay que desaprovecharla, siempre bajo el criterio de un especialista. ¡Hay mucho en juego!

CLAVES

- El infarto agudo de miocardio y otras enfermedades cardiovasculares son la primera causa de muerte en mujeres mayores de 50 años en todo el mundo occidental.
- Los estrógenos son grandes protectores cardiovasculares y actúan a través de sus receptores en las arterias.
- Tras la menopausia, es muy frecuente que se produzca un empeoramiento de la tensión arterial y de los niveles de colesterol, aunque no haya cambios en la alimentación.
- El infarto agudo de miocardio en mujeres puede presentarse de manera atípica, con irradiaciones y sintomatología diferentes a las del hombre, por lo que existe el riesgo de infravalorarlo o de que se haga un diagnóstico tardío.
- El tratamiento hormonal de sustitución, en concreto los estrógenos cuando sus niveles están bajos tras el cese de función ovárica, ejerce una función protectora vascular indudable en los primeros años de la menopausia

(ventana terapéutica) e incluso, de manera precoz, antes del cese de las reglas.

- Con el paso de los años, se pierden los receptores estrogénicos a nivel vascular y, si ya existe deterioro arteriosclerótico, los efectos del tratamiento hormonal clásico no están claros y podría ser perjudicial.
- El gran reto pendiente es prevenir: sospechar la arteriosclerosis en mujeres y evitar los infartos con una mayor concienciación del problema en la sociedad y la propia mujer.

El ovario poliquístico

Sheila era una mujer de 52 años que acudió a consulta por un aumento de peso importante en la región abdominal y por la caída del cabello, especialmente en la frente y en las sienes, lo que le daba un aspecto masculino. A pesar de aplicarse tratamientos tópicos para el pelo y de ponerse a dieta con ahínco, los resultados no eran visibles y eso le producía malestar y ansiedad. Había tenido su última regla hacía dos años. Cuando le pregunté acerca de su historia, respondió que en la adolescencia había tenido mucho acné y vello, pero que había mejorado con medidas estéticas.

A los 29 se casó y sus hijos nacieron cuando tenía 34 y 37 años respectivamente. Sus reglas siempre habían sido un poco irregulares, generalmente se le retrasaban unos días y siempre había tenido tendencia a engordar, pero cuidando su alimentación y haciendo algo de ejercicio conseguía, como ella misma expresaba, «mantener a raya la silueta».

Sheila no había notado disminución de la libido, pero creía —o temía— que su pareja no se sentía atraído por ella debido a que su aspecto físico había empeorado notablemente. De hecho, ella se retraía mucho más. Lo mismo le ocurría en sus relaciones sociales. Estaba considerada una persona activa, tanto en su grupo de actividad física como entre sus amigos y su comunidad de vecinos, pero en ese momento la acomplejaba su cuerpo y prefería quedarse en casa. El confinamiento allanó ese camino hacia una menor sociabilidad, pero, por otro lado, agravó su problema de peso. Comenzó a tener comportamientos compulsivos hacia la comida; empezaba comiendo la típica zanahoria o pieza de fruta (consejos de nutricionista o de revista femenina), pero acababa siempre con chocolate.

En los últimos meses le habían realizado sus revisiones ginecológicas, con mamografías y citologías normales, y se le había detectado una tensión arterial en el límite alto, una glucemia ligeramente por encima del límite normal —sin llegar al dintel de diagnóstico de diabetes, como le ocurrió a su madre— y con el colesterol también algo elevado. Además, sin duda, tenía ante mí a una persona con un síndrome de ovario poliquístico (el análisis hormonal y la ecografía ovárica lo corroboraron después).

Era una persona fuerte, sociable, comprometida, bien adaptada, pero que tenía la sensación de haber perdido un poco el control de su salud a pesar de sus esfuerzos y que estaba experimentando unos cambios físicos muy visibles que la hacían sufrir porque, de nuevo en sus propias palabras, la habían llevado a ser fea muy rápidamente sin poder hacer nada por atenuarlo.

El síndrome de ovario poliquístico es muy frecuente, afecta a algo más del 20 % de las mujeres (una de cada cinco), pero sus manifestaciones clínicas son muy diversas. En Sheila se podía haber diagnosticado durante la pubertad por el acné, el exceso de vello, las irregularidades menstruales, la tendencia a ganar peso y un probable grado de subfertilidad. También es el trastorno hormonal más común en la mujer premenopáusica, presentándose de formas muy diferentes, desde la infertilidad a la diabetes. Generalmente se asocia a un incremento en el riesgo cardiometabólico derivado de un incremento en la producción de andrógenos por las células de la teca, que forman parte de los folículos ováricos, que se agrava si además se padece obesidad, diabetes e hipertensión arterial. Otro riesgo que valorar es el del cáncer de endometrio, más habitual entre mujeres con ovario poliquístico, por lo que, junto a las que tienen riesgo cardiovascular, deben vigilarse estrechamente en aras de la prevención.

El envejecimiento ovárico de la menopausia supone un alivio, tanto en síntomas como en riesgos, pero si, como en el caso de Sheila, la edad y la falta de estrógenos empeoran el acúmulo de grasa y la calidad de un cabello, que ya de por sí es escaso por la calvicie androgénica, el aspecto físico puede verse afectado. Y con ello el ánimo.

Y así era. El ánimo de Sheila sufría muchas oscilaciones porque, por un lado, no se sentía comprendida, porque aseguraba cuidar su alimentación, pero también tenía compulsiones no controladas; por otro lado, era consciente de que tenía muchas cosas buenas en su vida y se preguntaba si tenía derecho a sentirse desdichada por motivos estéticos.

Como Sheila estaba en la perimenopausia, era recomendable tratarla con un anticonceptivo que, en vez de progesterona, tuviera un antiandrógeno. Pero en su caso había otras prioridades que eran a la vez físicas y estéticas: perder grasa abdominal y reducir la tensión arterial y el nivel de glucosa para disminuir sus factores de riesgo cardiovascular, mejorar su aspecto y atenuar la calvicie. Le planteé entonces una asesoría nutricional y le prescribí una dosis baja de metformina para ayudar a restablecer el metabolismo de la glucosa y favorecer la oxidación de la grasa abdominal.

¿Qué es la metformina?

La historia de este fármaco es prodigiosa. Hace unas décadas, muchos pacientes diabéticos que la tomaban la llamaban «metamorfina». Yo lo recuerdo con cariño porque desde luego sus aplicaciones, usos y beneficios probados han ido «metamorfoseándose» con los años.

La metformina es a los años 2000 lo que la aspirina a

los ochenta o noventa. ¿Quién, al cumplir cierta edad, no tomaba aspirina si tenía dolores o molestias o para prevenir trombos e incluso cáncer?

Actualmente es, sin duda, en mi especialidad, el fármaco más usado para tratar diabetes, prediabetes, diabetes gestacional, prevención de la preeclampsia, intolerancia hidrocarbonada, insulinorresistencia, ovario poliquístico, hiperinsulinismo, obesidad con déficit de oxidación grasa... ¡Y es la gran promesa *anti-aging*! Por si fuera poco, existen publicaciones recientes que apoyan que la metformina tiene un efecto antitumoral. Y encima es uno de los medicamentos más baratos del mercado. La patente caducó hace más de treinta años y ningún laboratorio farmacéutico la promociona. ¿Quién puede dar más por menos? Es un prodigio.

Me gustaría contaros algunos retazos de su fascinante historia. La metformina (dimetilbiguanida) es un componente de muchos remedios naturales. El famoso papiro Ebers, escrito en el año 1500 a. C., registra su uso en Egipto desde la época de los faraones. En Europa, ya tenemos constancia de la utilización de medicinas derivadas de la planta *Galega officinalis*, que contenían metformina, desde la Edad Media. Se prescribían para tratar la poliuria y otros síntomas de la diabetes, pero no fue hasta principios del siglo xx cuando se identificó la guanidina como responsable de los efectos hipoglucemiantes de los extractos de *Galega officinalis*.

En los años setenta aparece la metformina en preparado farmacéutico comercial y otros medicamentos de la misma familia, denominados glucófagos (comedores de glucosa), pero unos años después ocurre un cataclismo: una famosísima publicación le atribuyó efectos adversos, lo que provocó su prohibición en Estados Unidos. En Europa, aunque nunca se prohibió, recuerdo que apenas lo usábamos o que lo hacíamos con muchísimo miedo. Tuvieron que pasar casi veinte años malditos. Durante ese tiempo, un análisis crítico del famoso estudio demostró incuestionablemente su sesgo y en 1995 la metformina fue aprobada en Estados Unidos. Cuento esto porque es un ejemplo de los «tsunamis» que pueden provocar algunos estudios, como luego ocurrió con el estudio WHI y la menopausia. Ahora, cada vez se le encuentran más efectos beneficiosos adicionales a «santa metformina». Uno de los más prometedores es en la terapia antienvejecimiento, pero también es imbatible para tratar la prediabetes, como demostró el estudio DPP, y el ovario poliquístico con insulinorresistencia, y es el fármaco de primera línea en el tratamiento de la diabetes tipo 2. Sus efectos secundarios son leves y pasajeros y su uso es totalmente seguro.

Retomando el caso de Sheila, creo que la comprensión de lo que le estaba ocurriendo operó positivamente sobre su ánimo. La constatación de que su situación requería una actuación seria, debido al riesgo cardiometabólico que padecía, fue también un gran estímulo que la ayudó a recuperar su autoestima... mucho antes que su cabello.

Al año y medio de tratamiento, que incluyó metformina, Sheila había reducido su cintura diez centímetros, normalizado su glucemia y su tensión arterial y, junto con tratamientos dermatológicos, la cantidad y calidad de su cabello era considerablemente mejor —además se implantó algunas extensiones capilares que la ayudaron estéticamente—. Sheila volvía a reconocerse y ya no la obsesionaba su aspecto.

Parecen unos logros milagrosos, pero es que una dieta adecuada, nutricionalmente completa, que evite los comportamientos compulsivos, las hormonas y antihormonas y la «santa metformina» constituyen en conjunto uno de los tratamientos más eficaces que conozco en estos casos.

Se produce un cambio físico, emocional y psíquico extraordinariamente positivo.

De carne y hueso

¿Por qué se deforma mi cuerpo?
No solo es cuestión de grasa

Uno de los efectos más negativos y molestos de la menopausia para la mayoría de las mujeres es la transformación de su silueta, especialmente la «pérdida» de la cintura. Lentamente, o no tanto, el cuerpo se remodela para mal. Se «desfonda» y, normalmente, la grasa se va acumulando en el abdomen, la mayoría de las veces por debajo de la cintura, pero otras también en la parte superior del abdomen, formando un buche o unas lorzas, por emplear las mismas palabras que tantas veces he escuchado.

A esta transformación contribuye la pérdida de altura de las vértebras. No es en absoluto infrecuente oír en la consulta, cuando medimos a los pacientes: «¡Pero si antes medía cuatro centímetros más!». Pues sí, todos perdemos altura, hombres y mujeres, por la disminución de los discos intervertebrales, que van perdiendo hidratación. En el caso de las mujeres la disminución puede ser mayor al descalcificarse las vértebras. Si ha habido algún traumatismo, aplastamiento o fractura vertebral, la situación se agrava todavía más. Así pues, nuestro cuerpo va tomando la forma de un cilindro y el abdomen, aun sin aumentar la cantidad de grasa, se abulta hacia fuera.

Os voy a contar el caso de Rosa, una mujer fantástica de 62 años que me consultó por exceso de peso. No tenía antecedentes importantes, excepto un déficit de vitamina D suplementado. Había tenido la menopausia tarde, casi a los 56 años, y apenas había tenido sofocos. Pero en los últimos ocho años (casi desde la menopausia), había pasado de pesar 60 kilos a pesar 85. O sea, había engordado veinticinco kilos en ocho años, lo que supone que había aumentado tres cada año o, si preferimos, doscientos cincuenta gramos al mes. En cualquier caso, la cifra era demoledora.

Al estudiar su composición corporal descubrimos, como esperábamos, unos huesos con poca densidad (osteopenia u osteoporosis), pero, sobre todo, un exceso de grasa, aunque su índice de masa corporal (IMC) era solo de 30,85, lo que significaba obesidad grado 1, y por los pelos. Si nos fijamos en su porcentaje de grasa corporal, que era del 50 %, esa calificación de obesidad grado 1 leve pasaría a ser obesidad grado 2 de moderada a severa. Nunca debemos olvidar que la obesidad es un exceso de grasa, no de peso.

Seguimos analizando y resultó que tenía un déficit de ocho kilos de músculo lo que se conoce como sarcopenia (déficit de masa magra, de músculo). Así que, vista en conjunto, su situación era grave: el exceso de grasa y el déficit de músculo le conferían un riesgo y vulnerabilidad mayores, agravados por la descalcificación ósea, que hace imprescindible contar con un buen exoesqueleto muscular que sostenga los huesos. El eje músculo-hueso es un binomio que comparte señales paracrinas (endocrinas de proximidad). Si funciona bien, impide muchas fracturas y discapacidades.

Tras este primer análisis de la situación, nos centramos en conseguir que Rosa transformara la grasa en músculo. Con un buen plan nutricional y una actividad física progresiva lo fuimos consiguiendo. Ni que decir tiene lo mucho que cambió el aspecto de Rosa en seis meses: aunque la báscula marcaba el mismo peso, su silueta, su porte y, sobre todo, su salud estaban dando un vuelco.

Hasta ahora no se le había prestado demasiada atención a este factor que contribuye de manera muy importante a la disminución del metabolismo basal, a la salud del eje osteomuscular y a la larga, a la aparición de una discapacidad tardía en la mujer. Además, la suma de exceso de adiposidad y disminución de masa magra confieren un fenotipo de mayor riesgo que el exceso de grasa exclusivo.

El estudio SWAN (Study of Women's health Across the Nation), que lleva a cabo un seguimiento exhaustivo de la composición corporal (porcentaje de masa grasa, masa magra, peso e IMC) desde ocho años antes de la menopausia y hasta diez años después, proporciona datos alarmantes e inéditos sobre la brusca pérdida de masa magra que comienza en la perimenopausia. Esto pone de manifiesto la precocidad e intensidad del fenómeno, en cierto modo especular al de la ganancia de masa grasa. La pérdida de masa magra comienza entre dos y cuatro años antes del cese total de las reglas y se extiende durante otros diez más.

Basándome en mi experiencia clínica, puedo corroborar que es muy frecuente que mujeres perimenopáusicas con IMC normal o sobrepeso leve muestren un déficit de masa magra y un exceso de grasa. Las repercusiones diferenciales de este fenotipo sobre los riesgos posteriores no están suficientemente estudiadas, pero, a mi juicio, fundamentan la necesidad de un tratamiento basado en un cambio radical de estilo de vida, e incluso el apoyo farmacológico si la dieta y la actividad física no son suficientes para revertir el proceso.

CLAVES

- A partir de la menopausia se produce un cambio importante en la composición corporal.
- El peso es una medición muy poco expresiva de los fenómenos que pueden ocurrir, lo que puede agravar el pronóstico vital de una mujer en la segunda mitad de la vida.
- El déficit de estrógenos puede producir no solo una descalcificación, sino también una pérdida de músculo que se prolongue hasta diez años después de la menopausia.
- La ganancia de grasa en la zona central sumada a todo lo anterior acaba configurando un desmoronamiento de

las estructuras corporales, lo cual, más allá de cuestiones estéticas (que también), es una expresión de vulnerabilidad metabólica y funcional.

- El tratamiento más indicado es un programa nutricional personalizado e intensivo (lo cual no significa comer poco, sino comer bien) combinado con la actividad física pautada, progresiva ¡y constante!

- Además, dependiendo de muchas otras variables, se puede prescribir un tratamiento apropiado de sustitución hormonal.

Menopausia y obesidad: la influencia de la genética y del ambiente

Sí, sí, la obesidad se mide por el exceso de grasa. El índice de masa corporal (IMC) es un índice de corpulencia que se correlaciona bien con la obesidad. Se calcula dividiendo el peso en kilos entre la altura en metros al cuadrado. Si el resultado está entre 25 y 30, tenemos sobrepeso; si es superior a 30, quedamos clasificadas como obesas de grado 1; si es mayor de 35, hablaríamos de grado 3 y de obesidad mórbida si pasa de 40. Pero aquí, que vamos a hablar de obesidad y hormonas, ese IMC se nos queda corto. Es una aproximación muy pobre, porque no cuantifica la grasa. Lo mismo ocurre con las básculas que no miden la grasa, no nos valen. Nos confundirían.

La báscula no es un buen instrumento de medida de la obesidad y de su seguimiento. De hecho, es la grasa abdominal, y especialmente la visceral, la que se relaciona con disfunción endotelial, alteraciones metabólicas de los carbohidratos, lípidos, apnea hipopnea o hipertensión arterial. La medida del perímetro de la cintura se ha establecido como dintel de riesgo cardiovascular.

El incremento de peso es una de las razones por las que, de forma directa o como síntoma acompañante, más se consulta en mi especialidad. Desde todas las instancias sanitarias se advierte del peligro para la salud que supone el acumular grasa y se promueve la pérdida de peso, hasta el momento con escaso éxito global, en buena parte porque el contexto social en el que nos movemos no es favorecedor.

El exceso de peso en la mujer es un tema importante, con muchas connotaciones, y comporta muchos riesgos asociados, pero, por desgracia, en general, suscita una respuesta profesional mediocre, escasa, carente de medios y, sobre todo, falta de una metodología que haya incorporado los avances que se han producido en la investigación básica sobre obesidad.

La **obesidad** es definida por la OMS como la acumulación excesiva o anormal de tejido graso que perjudica la salud. La magnitud de la prevalencia de la obesidad y, sobre todo, la velocidad de su incremento en todo el mundo, justifican la calificación de auténtica epidemia. Las bien conocidas complicaciones —comorbilidades— que acompañan al exceso de grasa comportan un incremento de la mortalidad por cualquier causa, pero especialmente por patologías cardiovasculares y cáncer. Se debe considerar la obesidad como una enfermedad crónica a la que son más vulnerables las mujeres.

Desde la adolescencia, con el inicio de la función ovárica y los ciclos menstruales, la mujer experimenta enormes variaciones en sus niveles de hormonas que influyen en su biología y en su psiquismo. Durante el embarazo y la lactancia, esos cambios son aún más pronunciados, pues entran en juego más hormonas, como la prolactina y la insulina. Son momentos críticos en los que algunas mujeres con predisposición comienzan a ganar peso.

Lo que ocurre en el climaterio y más tarde en la menopausia, con el cese de producción de estrógenos, tiene una gran repercusión sobre el gasto energético, la saciedad y el equilibrio emocional, que muchas veces conduce a una ingesta por ansiedad. Todo esto favorece el incremento de peso por acúmulo de grasa en zonas nuevas, más propio del hombre, como es la región central del organismo. Esto ocasiona un ensanchamiento bastante poco estético de la cintura y, lo que es más importante, aumenta el riesgo cardiometabólico.

Los datos epidemiológicos a nivel mundial muestran una mayor prevalencia de obesidad en la mujer, y la tendencia parece aumentar. En ello influyen muchos factores sociológicos y culturales, pero, sin duda, el papel que juegan los cambios hormonales y los factores emocionales y psicológicos en la mujer son enormemente importantes y muchas veces están relacionados entre sí. La poliquistosis ovárica, las enfermedades tiroideas, mucho más frecuentes en las mujeres, la adolescencia, el embarazo o la menopausia son ejemplos de situaciones que confieren una mayor vulnerabilidad a la mujer en relación con la acumulación de grasa.

En un estudio transversal de novecientos casos de

obesidad grados 2 y 3, demostramos que el momento en que las mujeres comenzaban a ganar peso estaba relacionado con los embarazos, la menopausia y las situaciones emocionales, mientras que en el hombre se vinculaba más al cese del hábito tabáquico y a la disminución de la actividad física o deportiva. Igualmente, un estudio de afectación psicológica y de calidad de vida multiescala en esa misma población demostró una mayor afectación global y de cualquier subescala en las mujeres obesas respecto a los hombres.

Pero lo que debe considerarse más relevante son las consecuencias diferenciales de la acumulación de grasa en la mujer y los riesgos que ello comporta. La penalización social de la mujer obesa conlleva que se trate de abordar con dietas variopintas y medidas estéticas y quirúrgicas de todo tipo. Así, con frecuencia, la verdadera trascendencia en salud queda en un segundo plano. Por ello es tarea importante de todos los endocrinólogos reenfocar la obesidad en la mujer como enfermedad seria, crónica y que comporta riesgos vitales.

Además de ser más común, parece que la obesidad o el exceso de grasa nos hace más daño a las mujeres, aunque no lo parezca. ¿Será posible? Muchos estudios han puesto en evidencia que la obesidad en la mujer presenta un mayor riesgo de diabetes, cáncer y enfermedad cardiovascular que en hombres que están en el mismo rango de IMC. Entre ellos, se encuentra una importante guía clínica sustentada en datos que muestra un mayor (cuatro veces más) y más precoz aumento del riesgo de desarrollar diabetes en la mujer respecto del hombre cuando se modifica entre dos y tres puntos su IMC. Para llegar a esta conclusión se han comparado dos importantes estudios de cohorte de las enfermeras americanas: el Nurses' Health Study (NHS) y el Health Professionals Follow-up Study (HPFS). El mismo Nurses' Health Study mostró cómo, en las mujeres de entre 33 y 55 años no fumadoras, seguidas durante dieciocho años, el riesgo de enfermedad coronaria se multiplicaba por seis al pasar de un IMC de 20 a uno de 32. Más aún, el riesgo global de muerte, de muerte específica por causa cardiovascular, por cáncer y por otras causas, se incrementaba en esta misma cohorte a partir de un IMC de 25. Igualmente impactantes son los resultados de los estudios de supervivencia de cáncer de mama en mujeres con obesidad y con diabetes respecto a las que no padecen estas enfermedades.

Vida más larga, pero... ¿por qué llegamos antes a la silla de ruedas?

¿No os suena ver a mujeres de más de 60 años con discapacidades de todo tipo, a veces leves, como artrosis y dolorimientos generalizados? La obesidad se asocia a varias afecciones musculoesqueléticas que favorecen diversas discapacidades: osteoartritis, lumbalgias, hiperostosis esquelética idiopática difusa, alteraciones de la marcha, afecciones de los tejidos blandos, osteoporosis, gota, fibromialgia y trastornos del tejido conectivo.

El sobrepeso y la obesidad se asocian en algunos estudios con periodos tempranos y prolongados de discapacidad. El mayor índice de discapacidad entre las mujeres respecto de los hombres se debe probablemente a una mayor esperanza de vida sin duda, pero también a que los hombres son físicamente más fuertes incluso a edades avanzadas y, por tanto, tienen más probabilidades de recuperarse de una discapacidad leve. El hallazgo de que el sobrepeso y la obesidad tienen un efecto nocivo en la recuperación de la discapacidad entre las mujeres podría indicar que el exceso de peso unido a una menor masa muscular es el fenotipo más peligroso.

Sí, vivimos más, una media de cinco años a nuestro favor, sin embargo, esta buena noticia tiene su pero: no se observa la misma diferencia al centrarse en la esperanza de vida libre de enfermedad. Junto con la observación de una interacción del sexo con el IMC y el perímetro de la cintura en el análisis de la recuperación de la discapacidad, hay una indicación de que las mujeres obesas son más propensas a virar a un estado permanente de discapacidad, por ejemplo tras una fractura de cadera.

El ya citado Nurse's Health Study, con cuarenta años de seguimiento en la actualidad, ha puesto de manifiesto de manera muy evidente que el exceso de grasa es uno de los factores más importantes en el desarrollo de una enfermedad crónica y en una mayor mortalidad por cualquier causa. La mayoría de las mujeres gana peso en la edad adulta y, aun encontrándose en rangos no muy superiores a 30 de IMC, esto lleva aparejado un incremento en el riesgo de infarto de miocardio, otras enfermedades cardiovasculares, diabetes y algunos tipos de cáncer. Las actuaciones precoces, para evitar o minimizar el aumento de peso en la mujer están, pues, más que justificadas.

He seleccionado un caso clínico que puede ilustrar todo lo enumerado.

Carlota tenía 52 años. Desde siempre se recordaba con sobrepeso, el cual controlaba cuidando mucho su alimentación. En la preadolescencia tuvo lugar la primera subida importante, que se agravó más adelante con dos embarazos con sus respectivos pospartos. Después de cada gestación, y a pesar de los intentos por perder kilos, tenía que usar una talla más de ropa. Pero fue a partir de los desarreglos cuando empezó a resultarle más difícil controlar su peso, y además se notaba como hinchada.

Había seguido múltiples dietas hipocalóricas sin apenas resultados. De hecho, una de sus grandes frustraciones era ver lo poco que le valía ser estricta en la alimentación, pues observaba que, a pesar del régimen espartano, si un día se lo saltaba, recuperaba el peso perdido la semana previa. Obviamente, esto era difícil de creer para amigas, compañeros e incluso familiares. No obstante, su pareja la apoyaba y la acompañó a la consulta para certificar que su mujer comía poco. Los últimos meses había decidido eliminar los hidratos de la dieta y tomaba solo una rebanada de pan en el desayuno; por lo demás había prescindido de pasta, arroz, patatas, pan, bollería y legumbres, de forma absoluta. La fruta la tomaba solo por la mañana, porque había oído que por la noche engorda.

Su índice de masa corporal (IMC) era de 36 y el perímetro de su cintura superaba los cien centímetros, lo que claramente ponía de manifiesto que tenía un acúmulo importante de grasa en la región abdominal. Pero, en su caso, al explorarla, se evidenció que había exceso de grasa también en otras partes del cuerpo, particularmente en la raíz de los muslos, en las nalgas y algo en brazos. Cuando le realizamos un estudio de composición corporal mediante bioimpedancia, descubrimos que el porcentaje de grasa corporal era del 45 %.

Obesidad: el exceso de grasa corporal

El IMC es, como ya dije, un índice de corpulencia útil para el diagnóstico y comparación de poblaciones, pero poco preciso con la cantidad de grasa, cuyo exceso es el verdadero diagnóstico de la obesidad. En realidad, cualquier persona con más del 30 % de grasa corporal, independientemente de su IMC, es obesa. Recurriendo un poco al humor, diría que ahora clasificamos a los pacientes en gordo, más gordo, bastante gordo, muy gordo... Es un método clasificatorio primitivo y, desde luego, insuficiente; es como si, en función de la glucemia basal —nivel de azúcar en sangre en ayunas—, clasificáramos a los diabéticos en: un poco diabético, algo diabético, bastante diabético, etc. Esto, que parecería poco serio y poco profesional aplicado en otras enfermedades como la diabetes, debe, bajo mi punto de vista, mejorar-se también en el diagnóstico y seguimiento del exceso de peso, perdón, de grasa.

Volviendo a Carlota, antes de tratarla, recabamos más información: en el estudio bioquímico presentaba un nivel de estradiol muy bajo, de estrona entre normal y elevado y un hiperinsulinismo e insulinorresistencia leves. Tranquila, lectora, lector: traduzco estos términos técnicos. Los niveles de insulina estaban elevados sin que existiera diabetes en un intento de vencer la insulinorresistencia. Y a pesar de estar en menopausia, con ovario ya no funcionante, había un estrógeno más débil, sintetizado en el propio tejido graso: la estrona, que estaba elevada.

Resumiendo, diría que Carlota era una mujer con menopausia, que padecía una obesidad previa, con un importante componente genético, que se agravaba por la deprivación de estrógenos. El componente genético se dedujo, entre otras cosas, de sus antecedentes y del hecho de que comenzara en la infancia.

Durante un tiempo, la ciencia ha ido tras la pista del gen o genes principales de la obesidad, pero, salvo en un 0,5-1 % de los casos en que se puede identificar una mutación —variante genética causante de enfermedad—, la mayoría de las obesidades tiene lo que se llama una herencia poligénica compleja. Es decir, se hereda una tendencia derivada de variantes genéticas que influyen poco, pero que, en un ambiente propicio y, sobre todo, si coinciden varias, facilitan mucho el acúmulo de grasa.

¿Cuántas veces habéis leído u oído que durante la menopausia no se tiene por qué engordar? Yo, muchas veces, pero no es verdad. Salvo casos excepcionales, si no se lucha activamente contra la ganancia de grasa, cuando llega la menopausia se tiende a ganar grasa. La falta del principal estrógeno, el estradiol, que se da en este periodo, agrava el problema del exceso de grasa. Hay, por supuesto, otros factores, como la edad, un mayor apetito, la falta de sueño por los sofocos, la pérdida de músculo, pero, sobre todo, empeora por la disminución del gasto energético que supone el adiós de los estrógenos.

Como hemos visto, los cambios hormonales cuantitativos o funcionales unidos a una diabetes tipo 2 explicaban lo que le pasaba a Carlota. Si a eso le sumamos que un año antes de la menopausia había dejado de fumar —la nicotina es termogenética—, realmente nos encontrábamos ante un caso difícil.

En su caso, no podíamos aconsejarle, en un primer momento, un tratamiento hormonal de sustitución debido al exceso de estrona, pero sí podíamos hacer otras cosas por ella, como prescribirle algunos de los nuevos fármacos para tratar la diabetes tipo 2, que la ayudarían a perder peso, recomendarle realizar alguna actividad física y programarle una buena nutrición que favoreciera el estímulo del gasto energético (termogénesis); o sea, ¡comer! Comer aumenta el gasto energético. Si se come mal, el ingreso calórico es tan alto que sobrepasa el efecto positivo, pero comer bien y suficiente era un elemento imprescindible en el tratamiento de Carlota.

Por el contrario, la mayoría de las mujeres en esta fase deciden, o se les aconseja, realizar dietas muy restrictivas que, a la postre, potencian los mecanismos de ahorro y empeoran la situación. La fobia a los hidratos de carbono, así como ciertas dietas con mucho marketing pueden ser muy perjudiciales.

Gracias a una alimentación mediterránea, a los fármacos y a la actividad física, Carlota obtuvo resultados. Al principio muy modestos, «frustrantes», decía ella. Por supuesto, después de tantos años y con todo lo que había oído, Carlota tenía mucho miedo de comer hidratos y apenas los introducía, pero poco a poco fue constatando que, comiendo aparentemente más, no engordaba y se sentía más saciada y mejor nutrida. Además, por efecto de los fármacos, logró disminuir diez centímetros de cintura en cuatro meses. ¡Dos tallas menos!

Tras varios meses, Carlota se estancó y dejó de perder peso. ¿Qué le estaba ocurriendo? Muy probablemente lo que llamamos **síndrome de adaptación metabólica**, algo muy frecuente pasados los seis meses, en toda persona que ha almacenado kilos de sobra en forma de grasa y los pierde.

El síndrome de adaptación metabólica está bien estudiado en mamíferos y en estudios de fisiología humana, y responde a la biología tan exitosa de supervivencia que ha tenido y tiene nuestra especie humana. Cuando el centro cerebral —situado en el hipotálamo— de regulación del apetito, saciedad y gasto detecta, por los niveles de la hormona leptina antes citada y otras, que se ha perdido energía almacenada, pone en marcha mecanismos potentes y redundantes de incremento del apetito, disminución de la saciedad y reducción de la termogénesis o metabolismo basal.

Como dije, en personas con sobrepeso de largo tiempo es bastante habitual. Estos mecanismos traicioneros se oponen a seguir perdiendo, tienden a volver al estado inicial, y si la dieta ha sido muy desequilibrada o restrictiva o se ha perdido masa muscular, dan lugar a un auténtico efecto rebote, tan desgraciadamente experimentado por muchas mujeres.

¿Inevitable? No, solo hay que reconocerlo y ejecutar cambios. Carlota lo consiguió aumentando mucho la actividad física, que le proporcionaba además una gran sensación de bienestar. Perdió así otros cuatro centímetros de cintura, quedándose en 86 —una talla 40—. ¡Todo un logro!

En resumen, Carlota, mujer en la menopausia, deficiente de estradiol, el estrógeno más activo, pero con niveles muy elevados de estrona, lo cual desaconsejó inicialmente el tratamiento hormonal sustitutivo, consiguió atenuar su enorme tendencia genética a ganar peso adoptando ciertas medidas tras un diagnóstico personalizado y desde una comprensión compartida de las causas de su problema.

CLAVES

- La prevalencia de obesidad en la mujer a nivel poblacional es mayor que la del hombre. Influyen muchos factores sociológicos, culturales y psicológicos, pero el papel que juegan los cambios hormonales es muy importante.
- A partir de la mitad de la vida, el exceso de peso y grasa aumentan exponencialmente los riesgos de padecer diabetes, problemas cardiovasculares y algunos tipos de cáncer.
- Si el exceso de grasa se combina con déficit en la masa muscular, la vulnerabilidad metabólica y funcional de la mujer es mucho mayor.
- La obesidad puede agravarse con la menopausia, porque la ausencia de estrógenos disminuye el gasto energético basal e incrementa la ansiedad y a veces el apetito.
- El tratamiento hormonal de sustitución, cuando no existen contraindicaciones para su prescripción, atenúa el proceso.
- Es importante seguir unas directrices correctas sobre alimentación, actividad física y fármacos, si se precisan, para conservar la masa muscular, perder solo exceso de grasa y evitar efectos rebote.

«Doctora, mire cómo se me han deformado los dedos de la mano». «Al levantarme estoy rígida, me duelen los huesos, las articulaciones...». Son molestias que relatan con frecuencia mujeres por encima de 50 o 55 años.

Pero hay algo que no duele y que, francamente, puede ser peor: la **osteoporosis**, es decir, la pérdida de calcificación y consistencia de los huesos que predispone a las fracturas.

En el transcurso de la vida, el cuerpo mantiene un equilibrio entre la pérdida de masa ósea (hueso) y la regeneración de esta. La masa ósea alcanza su punto máximo —en tamaño y densidad— a la edad de, aproximadamente, 30 años. Luego, entre los 30 y los 35 años, el cuerpo comienza a perderla.

Durante la menopausia, una vez más debido a la ausencia de estrógenos, se acelera considerablemente la pérdida de masa ósea. Dependiendo de cómo de fuertes sean nuestros huesos (pico de masa ósea bueno), de nuestra alimentación, de la actividad física que realicemos, de factores genéticos y de otro tipo, la pérdida de hueso puede, en un primer momento, causar osteopenia (disminución de la masa ósea) o incluso osteoporosis, y las posibilidades de fractura aumentan. La osteoporosis es un término que describe el deterioro de la microarquitectura del hueso, que conlleva pérdida de calcio. Las fracturas son uno de los problemas de salud más importantes a escala mundial y están asociadas con un aumento de la morbilidad —y de otras enfermedades— y de la mortalidad.

Os cuento el caso de Carmina, de 53 años, ingeniera industrial en paro, con colesterol, triglicéridos muy elevados, una osteoporosis importante e histerectomizada (útero extirpado) a los 52 por un gran mioma. En un principio, me consultó porque estaba preocupada por sus huesos y por su aumento de peso. No tenía antecedentes familiares de diabetes, obesidad ni problemas tiroideos, pero sí de fracturas. Su madre se había roto la cadera a los 63 años al sufrir una caída leve y le detectaron una osteoporosis importante.

Carmina había tenido una fractura de muñeca al caerse de la bicicleta —«una caída tonta, con la bicicleta casi parada», como dijo ella— tres años antes y después había tenido otras dos fracturas costales espontáneas con ocasión de una laringofaringitis severa con fuertes accesos de tos. Me contó que lo había pasado fatal y que, además, se había alarmado bastante porque el estado de sus huesos era malo a pesar de tomar calcio, vitamina D y un medicamento del cual no recordaba el nombre.

Una densitometría ósea —procedimiento estándar para estimar la calidad del hueso— la calificó de osteoporótica. Le aterraba que le pasara como a su madre, quien tras la fractura de cadera y la colocación de una prótesis no se encontraba bien y su calidad de vida «había bajado varios escalones». Carmina procuraba llevar una vida activa, pero toleraba mal el calcio, que le sentaba mal y la estreñía, por lo que con frecuencia se olvidaba de tomarlo. Además, con el aumento de peso cada vez le costaba más hacer deporte o gimnasia, y comenzaba a sentir molestias en las rodillas.

El medicamento que Carmina no recordaba era alendronato, uno de los fármacos de la familia de los bifosfonatos, que se oponen a la reabsorción del hueso con el fin de que predomine la formación ósea. Su médica de familia, con la que tenía mucha confianza, le había comentado que, dependiendo de lo que yo le dijera y del informe del ginecólogo, posiblemente le cambiara el tratamiento para evitar los efectos secundarios de los bifosfonatos.

Yo le hablé de la importancia del estado de sus huesos y

de los posibles tratamientos, pero Carmina no me prestaba mucha atención. Estaba obsesionada por su aspecto físico, principal motivo de la consulta. Yo la entendía, pero le insistí en que teníamos que buscar un tratamiento —incluido el dietético— que la ayudase a perder peso y a ganar hueso. «Si gano hueso mejor, pero yo quiero volver a ser delgada», me contestó. Era una mujer contenida, incluso hermética, y respeté su decisión de mantenerse en silencio. Le pregunté entonces qué aficiones tenía, aparte de la bicicleta, y me dijo que el senderismo, que lo practicaba con Marisa, pero que hacía mucho que no iba. Descubrí entonces que estaba atravesando una crisis afectiva: Marisa, su pareja desde hacía más de diez años, la había dejado y se lo había comunicado de una manera muy brusca.

Las crisis de cualquier tipo, y mucho más las afectivas, se llevan por delante la autoestima de las personas como un huracán cruel. Y el aspecto físico influye demasiado en la autoestima. Es una realidad injusta, a mí me produce rabia e impotencia, pero está demasiado arraigada y no es fácil luchar contra ella. En definitiva, el aspecto físico de la mujer parece ser su moneda de cambio y, en ocasiones, a él atribuimos un fracaso emocional: «Claro, ya no le gusto»; «He engordado»; «Estoy mayor»... Pero, bien mirado, mejorar la apariencia física es un arma superficial pero efectiva, nos ayuda a superar un dolor emocional, un abandono o cualquier cosa que nos pase. Ir a la peluquería, ir de tiendas o realizar alguna actividad física potente son acciones útiles en la restauración del ánimo.

Entendido, Carmina. Analizada la situación, marcamos dos prioridades que estaban al mismo nivel: el peso y el hueso. Le propuse iniciar de forma inmediata un plan nutricional para reducir dos kilos de grasa al mes —lo que equivaldría al menos a dos centímetros de cintura— y mejorar sus niveles de colesterol. Al mismo tiempo, solicité unos estudios para conocer más a fondo su metabolismo óseo y su situación hormonal.

Nos pusimos de acuerdo y hablamos sobre la alimentación, que luego seguiría estrechamente el nutricionista. Entonces, me preguntó: «Si no puedo tomar queso, ¿cómo voy a tener suficiente calcio? Las pastillas no me sientan bien». Buena pregunta. ¿Qué pasaba con los lácteos y con el calcio? Durante décadas, a las mujeres climatéricas se les prescribían lácteos —eso sí, descremados— y suplementos de calcio, al menos un gramo al día. A todas. Como un mantra. Lo hacían los nutricionistas, pero también lo aconsejaban entrenadores de gimnasio, fisioterapeutas o incluso amigos por la, con perdón, estúpida creencia de que el hombre es el único mamífero que sigue tomando leche después de destetarse. Ahora, a veces por inercia, se les sigue recomendando lo mismo, aunque cada vez más personas se niegan a tomar leche, por intolerancia o por decisión alimentaria. Y se sigue, también por inercia, recetando calcio, cuando algunos trabajos publicados han relacionado los suplementos de calcio con el empeoramiento del riesgo cardiovascular y cuando sabemos de la importancia de la **vitamina D** para absorber el calcio, el fósforo y el magnesio de la dieta, imprescindibles en el metabolismo óseo. Los suplementos orales de calcio en deficiencia de vitamina D van en su mayor parte al retrete y pueden ser nocivos.

Un estudio de seguimiento realizado a 24.000 personas de entre 35 y 64 años (51 % mujeres, de la cohorte EPIC) publicado en 2012 reveló que el calcio alimentario no es protector y, además, que los suplementos farmacológicos de calcio incrementan el riesgo de infarto de miocardio y de accidente vascular cerebral. Por otro lado, los datos proporcionados de las mujeres seguidas en el famoso estudio WHI parecen mostrar una tendencia a la baja de fracturas con la suplementación de calcio y vitamina D.

Unas de las poblaciones más longevas del planeta, los habitantes de las montañas de Bulgaria, ingieren enormes cantidades de yogur natural y muchos estudios, incluido el famoso estudio PREDIMED (PREvención con DIeta MEDiterránea), asocian las leches fermentadas a una dieta de calidad y a una menor probabilidad de aumento de peso y de hipertensión. Por otro lado, tenemos un problema de salud pública en muchos países a causa de una deficiencia de vitamina D. Esta deficiencia cobra una mayor importancia en mujeres posmenopáusicas por sus posibles consecuencias no solo sobre el hueso, sino sobre la musculatura —también la pélvica—, el riesgo de diabetes, el riesgo cardiometabólico global e incluso el riesgo de cáncer y la mortalidad. Muchas sociedades científicas han modificado sus recomendaciones y han comenzado a promover la suplementación de vitamina D en mujeres a partir del cese de la menstruación para que los niveles de dicha vitamina en suero superen el límite bajo de la normalidad.

Así que no hay por qué suprimir los lácteos y conviene incrementar el aporte de vitamina D. «¿Cómo puedo hacer esto de forma natural?», me preguntó Carmina. De nuevo, una interesante pregunta. Es bien sabido que la principal fuente de vitamina D son los rayos solares, pero desde hace años estamos aconsejando con mucho empeño protegernos del sol, utilizar potentes filtros para evitar el cáncer, especialmente el temible melanoma. Por otro lado, los alimentos en los que está presente la vitamina D pertenecen a ese grupo que con tanto ahínco hemos prohibido para prevenir la hipercolesterolemia y la arteriosclerosis: mantequilla, leche entera, nata, huevos... ¡Y más aún! Las vísceras, la carne grasa, el tocino... Afortunadamente, los pescados grasos (caballa, arenque, atún...) también la contienen en gran cantidad.

ALIMENTOS	VITAMINA D (UI/100 G)
Aceite de bacalao	10.000
Pescado azul	200-400
Huevo entero	55
Leche fortificada	60
Leche	30
Quesos grasos	20-40
Hígado	15

La vitamina D es considerada una hormona, ya que se sintetiza en el organismo —en la piel— a partir de precursores y porque, tras ser transformada, actúa sobre diferentes órganos —intestino, hueso, hígado— uniéndose a receptores específicos, como cualquier hormona.

Con todo ello, nuestro consejo alimentario es que la dieta incluya lácteos fermentados y leche —de la mejor calidad que se pueda—, enteros, huevos, pescados azules y, una o dos veces al mes, un buen filete de hígado a la plancha o similar. No os escandalicéis: la aversión a las vísceras que existe en España no responde a que tengan un efecto nocivo; de hecho, en Francia se consumen mucho y no son ni más obesos ni tienen más problemas cardiovasculares. Hay que ser prudentes en su consumo, pero sin olvidar que la grasa más perjudicial está en los alimentos llamados comúnmente *fast food*, como las patatas *chips* y otros *snacks*, así como en la bollería.

En esta línea se diseña una dieta.

A Carmina no le di suplementos de calcio farmacológicos, pero, ante unos niveles tan bajos, le prescribí unos mensuales de vitamina D durante unos meses. También le recomendé ejercicio suave, evitando todavía actividad con riesgo de caídas.

Conseguida una mejor silueta o, dicho mucho más expresivamente, una vez que Carmina pudo volver a usar una talla 44 —de joven usaba la 42—, pusimos el foco en los huesos desde un punto de vista hormonal. En línea con las recomendaciones de la Sociedad Internacional de Menopausia, en el caso de Carmina estaba muy indicado el tratamiento con estrógenos, tan efectivos como los bifosfonatos en la conservación de la masa ósea y la prevención de fracturas, y con todos los otros efectos positivos de la hormona femenina. En ausencia de útero, todos los estudios, incluso los más alarmistas, coinciden en que la suplementación sustitutiva con estrógenos no incrementa el riesgo de cáncer ginecológico. Los cambios alimentarios, la pérdida de grasa y el tratamiento hormonal sustitutivo, en este caso, estrogénico puro, contribuyeron a la reducción de lípidos y de grasa en Carmina, aunque lo más exitoso fue, sin duda, la mejoría de la densidad ósea.

Vitamina D y estrógenos, dos hormonas cruciales en este caso que cambiaron, probablemente, el curso de la salud de Carmina.

Por supuesto, continuamos viéndonos y nos mantuvimos en contacto con los especialistas en ginecología. Se le realizaron mamografías, citologías vaginales y analíticas que evidenciaban unos niveles entre normales y bajos de estrógenos, lo que nos aseguraba que no existía sobredosificación. Sigue sin tener pareja, pero ha «metabolizado» el final de su relación con Marisa. La vida sigue... Y además consiguió algo muy importante para su salud: ¡su reincorporación al deporte activo!

CLAVES

- En la posmenopausia de mujeres sin útero, los estrógenos son efectivos para la prevención de la pérdida de hueso y para el incremento de masa ósea.
- El uso de estrógenos se asocia a una menor incidencia de fracturas vertebrales y de cadera.
- La ausencia de útero permite un tratamiento estrogénico único y todos los estudios han mostrado los beneficios del mismo sin aumentar el riesgo de cáncer ginecológico.
- Los suplementos de calcio sin combinar no están indicados. El calcio de los lácteos, especialmente si son fermentados, es muy recomendable.

- Es importante alcanzar niveles óptimos de vitamina D mediante exposición solar con filtros, alimentación y, muchas veces, suplementos.
- La actividad física aeróbica y, sobre todo, de fuerza es crucial para el buen mantenimiento de los huesos.

3

EL TRATAMIENTO HORMONAL

La prescripción y toma de hormonas en la menopausia está influida actualmente por la creencia de que es peligrosa, y en general se desaconseja a todas las mujeres. Está en la cabeza de muchos profesionales y de muchas mujeres la relación tratamiento hormonal de sustitución y cáncer de mama. Una gran cantidad de mujeres me comentan que tienen miedo de ponerse hormonas porque les han dicho que favorece el cáncer. El cáncer de mama es muy frecuente en cualquier caso, por lo que ese miedo merece ser analizado y rebatido con fundamento, con datos.

¿Es peligroso el tratamiento hormonal?

Con la experiencia del tratamiento anticonceptivo, que supuso una mejora en la maternidad y paternidad responsables y en la normalización de la vida sexual por fin emancipada —no divorciada— de la reproducción, la mayoría de los médicos, y especialmente los ginecólogos y endocrinólogos, recibimos con interés la aparición de preparados de combinación hormonal para la menopausia que eran capaces de aliviar casi todos los síntomas y fenómenos asociados al climaterio: desde los sofocos a la función cognitiva, pasando por la salud ósea, cardiovascular y emocional.

Parecía no haber ninguna duda al respecto y las pocas amenazas de posibles efectos secundarios nos recordaban los primeros años de vida de los anticonceptivos, verdadera revolución en la vida de la mujer, y de los que llegamos a oír que provocaban esterilidad o cáncer, y otras afirmaciones más de índole moral. En los años noventa, treinta años después de su introducción, ninguno de esos posibles efectos secundarios se pudo probar. Fue por esto por lo que algunos no tuvimos casi ninguna reserva acerca de la sustitución de hormonas tras la menopausia.

Recuerdo una paciente que, cuando algún profesional la asustaba, decía: «Pero, oiga, ya lo decían con los anticonceptivos: que iban a provocar cáncer, infecciones, esterilidad..., y luego no ha sido así. Ahora nos meten miedo con la menopausia y las hormonas. ¿Es que todo lo bueno para la mujer produce cáncer?».

Por aquel entonces se comienza a tratar a muchas mujeres y se abren unidades de menopausia, en su inmensa mayoría lideradas por ginecólogos; un trabajo muy meritorio y que, en mi opinión, supuso un gran beneficio, al dar acogida, normalizar y tratar a la mujer en el periodo climatérico. Los equipos eran multidisciplinares, así que, además de considerar el tratamiento hormonal, se abordaban los problemas de huesos, suelo pélvico, la prevención del cáncer ginecológico y muchas veces la salud psíquica.

Las unidades de la mujer representaron un gran avance, aunque, desde mi perspectiva, se hubiesen enriquecido con la aportación de información metabólica y hormonal que podemos dar los endocrinos.

El tsunami del estudio WHI

En el año 2002 todo cambia. Se publican los resultados del Women's Health Initiative (WHI). Este importante estudio estadounidense analizó y les hizo un seguimiento de hasta once años a un total de 142.933 mujeres posmenopáusicas de entre 50 y 69 años de edad, reclutadas en cuarenta puntos diferentes de la geografía norteamericana. Casi simultáneamente se dieron a conocer las conclusiones del MWS (Million Women Study), estudio británico que proporcionó información de nada menos que 1.084.110 mujeres de entre 50 y 64 años reclutadas entre 1996 y 2001. Ambos habían sido diseñados para evaluar una posible asociación entre terapia hormonal sustitutiva, cáncer ginecológico, problemas cardiovasculares y muerte.

Los resultados fueron alarmantes. El WHI demostró que las mujeres tratadas tenían un 25 % más de riesgo de padecer cáncer de mama, lo que suponía cuatro o cinco cánceres por cada mil mujeres tratadas durante cinco años con una combinación de estrógenos y progesterona; sin embargo, se observó una reducción del riesgo de casi la misma magnitud en aquellas mujeres que solo recibieron estrógenos. Los resultados fueron parecidos en cuanto al peligro de accidente vascular cerebral, pero en ese caso para las dos modalidades de tratamiento. En cuanto a otros cánceres ginecológicos, no se observó mayor riesgo de cáncer de endometrio (útero) ni de ovarios.

El estudio británico MWS fue aún más alarmante, pues reveló que las mujeres que en el momento de la inclusión recibían terapia hormonal sustitutiva tenían mayor probabilidad de desarrollar cáncer de mama y de muerte por cualquier causa.*

Ambos estudios provocan un tsunami en la práctica clínica, pues relacionaban, de manera débil pero positiva, la terapia sustitutiva con el cáncer de mama. En los seis meses siguientes a la publicación del WHI, la mitad de las mujeres que recibían terapia hormonal la interrumpieron y el número de nuevos tratamientos se redujo también más del 50 %. El efecto WHI fue tan notable que cambió radicalmente la práctica médica e, incluso, proscribió el término terapia hormonal sustitutiva (THS).

Casi veinte años después, y tras muchos análisis poste-

---

* Todos los detalles del WHI y el MWS pueden consultarse en sus respectivas páginas web, <http://www.whi.org> y <http://www.million womenstudy.org>.

riores del WHI y del MWS y muchos estudios con tratamiento hormonal en mujeres menopáusicas más jóvenes, la comunidad científica y, desde luego, muchas mujeres tenemos la sensación de que hubo una reacción desmesurada y excesivamente activista ante los resultados de un estudio realizado en mujeres mayores, con dosis de hormonas posiblemente no ajustadas y, en el caso del WHI, que habían iniciado el tratamiento hormonal pasados los 60 años.

¿Y cuál es la posición actual a la luz de los nuevos conocimientos y del análisis pormenorizado de los datos del estudio WHI? Aunque la conexión entre hormonas y cáncer es compleja, no se puede afirmar que haya una relación causal entre el tratamiento hormonal de sustitución y el cáncer de mama. De hecho, subraya una reciente revisión (Hodis, 2018), no podemos obviar que las mujeres que recibieron solo estrógenos mostraron una significativa menor incidencia de cáncer de mama y que en las que tomaron la combinación, el incremento de riesgo no fue relevante. Además, el estudio no revelaba un aumento de la incidencia de cáncer de mama en las mujeres que recibían tratamiento hormonal por primera vez frente a los que no, sino una inesperada disminución importante de esta en el subgrupo de las mujeres que después de tomar el tratamiento hormonal cayeron en el grupo placebo, es decir, pasaron a no tomar nada.

En definitiva, en los once años de seguimiento, no se observa aumento de la incidencia de cáncer de mama en las mujeres que iniciaron tratamiento hormonal de sustitución con la combinación estrógenos y acetato de medroxiprogesterona frente a placebo.

Así que, en la actualidad, la ciencia no puede concluir que el tratamiento hormonal aumente el riesgo de cáncer de mama. De hecho, cualquier asociación que pueda existir es excepcional y no más frecuente que la de muchos otros fármacos utilizados en medicina.

En palabras de los autores de la revisión, después de cinco décadas de estudio de la influencia de las hormonas sobre la aparición de cáncer de mama, incluidos el WHI y el MWS, **no hay evidencia conclusiva de que la terapia de estrógenos y progesterona cause cáncer de mama**. Y, de hecho, la mayoría de los estudios pone de manifiesto que tratar solo con estrógenos (a mujeres que no tienen útero) previene su aparición.

Dicho con mis palabras, tomar estrógenos no significa exponerse de forma inaceptable a tener cáncer de mama.

Esa relación no ha podido probarse. Pero a su vez, como les digo con frecuencia a las pacientes que acuden a mi consulta, la terapia hormonal tampoco cura el cáncer ni lo previene (excepto cuando se toman estrógenos solos). Por eso hay que dimensionar el déficit hormonal para evitar una sobreexposición y seguir los controles habituales de revisiones ginecológicas y mamográficas.

O sea, fuera miedos infundados. Dejemos entrar a la medicina y sus precauciones habituales. Lo relevante ya no es la disyuntiva sobre si hormonar o no hormonar a la mujer menopáusica, sino el diagnosticar correctamente el o los déficits hormonales, su gravedad y sus repercusiones, sopesar riesgos y beneficios y, como en cualquier otro tratamiento endocrino, ajustar la sustitución hormonal si procede.

¿Puede el tratamiento hormonal provocar trombos, ictus o infartos?

En el capítulo en el que os conté el caso de Tamara, una paciente que sufrió un infarto casi sin reconocer los síntomas, enfaticé el efecto negativo que sobre todo el sistema cardiovascular tiene la disminución de estrógenos. Podríamos decir que nuestras arterias y capilares reconocen nuestra condición femenina, pues tienen receptores estrogénicos que les benefician.

Hasta la menopausia, la mujer está protegida de ictus e infartos, en líneas generales y en ausencia de otras enfermedades. En cambio, tras la misma, el infarto es, como ya he dicho, la primera causa de muerte en las mujeres del mundo occidental. Pero, además, con el cese de producción de estrógenos, se alteran otros factores de riesgo cardiovascular, entre ellos, la subida de la tensión arterial y de los niveles de colesterol y de glucosa. Cuántas mujeres han dicho, hemos dicho, al ver una analítica: «Colesterol, 234. ¡Pero si yo siempre lo he tenido bien! Me corto de comer grasa. ¿Cómo puede ser?». Y lo mismo pasa con la tensión arterial. Una de las situaciones que más se repite cuando una persona acude por primera vez a mi consulta es que su tensión arterial está, sorpresivamente, algo elevada. «Pero si yo la he tenido siempre muy baja; si de joven tenía que tomar unas gotitas para subir la tensión», nos dicen. Y nosotros les decimos: «Vamos a vigilar ambas cosas. El colesterol tiende a subir en la menopausia, pero la fracción buena (HDL Colesterol) la tiene también elevada. Y ya sabe, el fenómeno «bata blanca» hace que suba la tensión arterial. Monitorícesela las próximas semanas».

Frases tranquilizadoras, pero, en efecto, sin que haya cambiado nada, la mujer se encuentra con que su tensión arterial y su colesterol han subido mucho. Esto, que le sucede con la edad a la población en general por cambios en el metabolismo hepático de los lípidos (colesterol incluido) y por pérdida de elasticidad arterial, en las mujeres ocurre a veces bruscamente.

«Pues vaya gracia», dicen algunas. La autoestima baja, el pelo se cae, la piel, el suelo pélvico y las mamas se descuelgan... y la tensión arterial sube. Cruce fatal de subibajas. «Esto no me lo esperaba. No tendré que medicarme, ¿verdad?», preguntan.

Por eso lo esperable era que los ensayos clínicos poblacionales mostraran la mejoría cardiovascular de las mujeres tratadas, pero no fue así al principio. Aparte de las conclusiones en relación con el cáncer de mama, el estudio WHI no solo no encontró ventajas del tratamiento hormonal sobre la salud cardiovascular, sino que los resultados apuntaban, sin matizar, a un mayor riesgo en las mujeres tratadas, lo que, como ya he contado, expandió una alarma generalizada.

¡Menudo revés! Durante décadas había existido un amplio consenso sobre los efectos cardioprotectores de los estrógenos. La prevención de la enfermedad cardiovascular era una de las ventajas más importantes atribuidas al uso de terapia hormonal de sustitución (THS) en la mujer posmenopáusica. Los múltiples efectos beneficiosos de los estrógenos sobre el aparato cardiovascular y sobre la coagulación ofrecían gran plausibilidad biológica. Estudios observacionales y epidemiológicos no controlados —entre los que cabe destacar el NHS, el ya citado famoso estudio de las enfermeras norteamericanas— habían ido mostrando, unánimemente, una disminución de aproximadamente la mitad del riesgo de enfermedad cardiaca coronaria (ECC) en las usuarias de THS. El impacto positivo de este tratamiento sobre la salud de la mujer era tal que se asoció a una mayor esperanza de vida, lo cual se atribuyó, en buena parte, a la acción protectora de los estrógenos en el sistema cardiovascular. Algunos estudios disponibles sobre prevención secundaria de enfermedad coronaria mostraron resultados similares, observándose una reducción en la recidiva o en la mortalidad por infarto agudo de miocardio.

¿Qué podía entonces explicar los resultados negativos

del WHI? En dicho estudio, las mujeres reclutadas tenían una edad avanzada y el tiempo medio transcurrido entre la menopausia y el comienzo del tratamiento era de nada menos que ¡doce años! Por tanto, muchas de ellas podían tener ya arteriosclerosis asintomática y, si bien los estrógenos protegen las arterias sanas, cuando ya existen placas de arteriosclerosis —ateromas—, pueden ser contraproducentes. Igualmente, la mayor tasa de demencia encontrada en el WHI podría explicarse por un daño vascular preexistente que explicaría que los estrógenos incrementaran la tasa de trombosis, infartos cerebrales y demencias multiinfarto.

Los estudios KEEPS y EPIC

Más allá de las sensaciones descritas sobre la desmesura de una reacción poco matizada, el debate persistió entre diferentes investigadores. No se entendía bien la discrepancia entre unos y otros estudios y, de hecho, muchas mujeres con gran acceso a la información y a los recursos sanitarios, como las propias ginecólogas o familiares de médicos, continuaron con la terapia hormonal sustitutiva en un porcentaje mucho mayor que la población general.

Luego, por fin, aparecieron nuevos estudios. De entre todos los trabajos que han discrepado de los resultados del WHI y del MWS, cabe destacar el KEEPS (The Kronos Early Estrogen Prevention Study), que comenzó a mediados del año 2005. Se trata de un estudio aleatorizado con placebo, doble ciego, controlado y multicéntrico en el que participaron más de setecientas mujeres con una edad media de 52 años que iniciaban la menopausia o que no la habían tenido hacía más de tres años. El objetivo era la estimación de los efectos del tratamiento hormonal de sustitución sobre los factores de riesgo cardiovascular y otros muchos indicadores de salud y riesgo. Se hizo un seguimiento de cuatro años.

El KEEPS fue un estudio muy tranquilizador porque no obtuvo para nada los mismos resultados. Es verdad que había algunas diferencias entre la población estudiada en el WHI y el MWS, y en el KEEPS. En primer lugar, el número de mujeres participantes era menor. En segundo lugar, puede que hubiera algún sesgo de lo que se denomina *healthy users*, o sea, que las mujeres que seguían el tratamiento hormonal se cuidaran más, consciente o inconscientemente. Por último, el tratamiento hormonal se inició precozmente, cuando presumiblemente no había daño vascular. Pero aun considerando que estos aspectos pudieran suponer un cierto sesgo, lo cierto es que los estudios anteriores, especialmente el WHI, tenían el contrario: estudió a mujeres de más edad, con una menopausia ya establecida hacía largo tiempo sin tratamiento hormonal.

En el KEEPS se comparó, frente a placebo, dos modalidades de tratamiento con estrógenos: 0,45 mg/día de un estrógeno equino vía oral o 50 mg/día de estradiol vía transdérmica, en parche. Ambas modalidades se complementaban con 200 mg de progesterona vía oral doce días al mes, excepto en el caso de las mujeres que no tenían útero. Este aporte estrogénico era inferior al utilizado en el WHI y el MWS. Además, las mujeres que ya tenían factores de riesgo cardiovascular, como arteriosclerosis subclínica, niveles de lípidos elevados, hipertensión, obesidad severa o eran fumadoras importantes fueron excluidas.

RESULTADOS DEL ESTUDIO KEEPS

El 64 % de las mujeres —466— completó los cuatro años del ensayo —en comparación con el 50 o 60 % de cumplimiento en el WHI—, y otro 16 % —118 mujeres— interrumpieron la medicación, pero continuaron en seguimiento.

Como era de esperar, la terapia hormonal (TH) administrada a mujeres recientemente menopáusicas redujo algunos síntomas, como sofocos y sudores nocturnos, y también tuvo efectos favorables sobre la densidad mineral ósea en comparación con el grupo placebo. Cuestionarios de función sexual revelaron además mejoras significativas en la lubricación y en la disminución de dolor durante el coito en ambos grupos de TH.

Para evaluar la progresión de la aterosclerosis, los investigadores llevaron a cabo estudios con ultrasonido anuales en todas las participantes para estimar el engrosamiento de las paredes de las arterias carótidas comunes. También se midió el calcio en la arteria coronaria (CAC) —un marcador de la placa aterosclerótica— usando tomografías de alta resolución antes y después del estudio. Se observó que había una tendencia hacia una menor progresión de CAC en los dos grupos de tratamiento hormonal.

Por otro lado, no se advirtieron diferencias estadísticamente significativas en las tasas de cáncer de mama, cáncer de endometrio, infarto de miocardio, accidente isquémico cerebral transitorio (AIT), ictus o enfermedad tromboembólica venosa entre los tres grupos.

Los primeros resultados del KEEPS se presentaron en 2012, diez años después del tsunami WHI. Los investigadores concluyeron que el tratamiento con estrógenos y progesterona iniciado poco después de la menopausia parecía seguro: aliviaba muchos de los síntomas climatéricos y mejoraba el estado de ánimo, la densidad ósea y varios marcadores de riesgo cardiovascular.

El KEEPS incluyó también un estudio cognitivo para valorar los signos incipientes de deterioro, lo que se hizo aplicando periódicamente test y cuestionarios específicos. A diferencia de los estudios del WHI sobre la memoria (WHIMS) y sobre la cognición y el envejecimiento (WHISCA), el de KEEPS mostró que la administración de estrógenos orales o transdérmicos en mujeres recientemente menopáusicas no creaba efectos adversos detectables; al contrario, se observaban efectos beneficiosos con la terapia hormonal. En comparación con el grupo placebo, las mujeres asignadas al grupo de estrógenos mejoraron significativamente en varios aspectos como la depresióndesaliento o la ansiedad-tensión. También mostraron buenos resultados con respecto a la ira-hostilidad y a la recuperación de la memoria reciente de material impreso.

Sin duda, el estudio KEEPS fue un contrapunto a los resultados tan alarmantes del WHI y del MWS. No obstante, dado el tamaño relativamente reducido del grupo de estudio, el seguimiento de solo cuatro años y la población joven y sana que constituyó su cohorte, no permitió conclusiones definitivas. Pero, igualmente, reveló la alta probabilidad de que el tratamiento hormonal en mujeres con menopausia reciente y sin riesgo grave preexistente puede ser beneficioso a nivel óseo, cognitivo, cardiovascular y sexual.

RESULTADOS DEL ESTUDIO EPIC

El estudio EPIC, acrónimo de European Prospective Investigation into Cancer and Nutrition Study, incluyó una de las mayores cohortes de los estudios epidemiológicos, con más de medio millón de participantes reclutados en diez países europeos y seguidos durante casi veinte años

(<http://epic.iarc.fr/> y <http://www.epic-spain.com>).
Algunos datos derivados de este magnífico estudio resultan de gran interés, ya que, para analizar riesgos, se incluye una aproximación hormonal, tal como yo propongo en este libro.

Según el estudio EPIC, la sustitución hormonal parece disminuir el riesgo de enfermedad coronaria en mujeres por debajo de 60 años, sin aumentar el riesgo de cáncer de mama. Por otro lado, este riesgo se relaciona con los niveles hormonales, incluso en mujeres premenopáusicas que no toman hormonas.

Ese enfoque que incluya la evaluación hormonal ha faltado, y sigue faltando, tanto en el tratamiento hormonal sustitutivo como en la evaluación global de los riesgos en las mujeres climatéricas en estudios poblacionales. Esto, sumado a que el WHI puso de manifiesto que la terapia hormonal sustitutiva no mejoraba la salud cardiovascular, hace que se siga poniendo en duda la utilidad de esta terapia en la prevención secundaria de la enfermedad cardiovascular.

La importancia del momento del tratamiento hormonal sustitutivo (THS): el periodo ventana

Hubo otro estudio que mostró la «inutilidad» de la terapia hormonal en la prevención secundaria: el estudio HERS. Este ensayo clínico de intervención, controlado con placebo y realizado en más de 2.700 mujeres que ya habían sufrido un problema coronario agudo, reveló que la THS no ofrecía ninguna ventaja frente al placebo y que, durante el primer año, incluso incrementaba el riesgo de sufrir otro evento coronario. Similares resultados ofrecieron el estudio ESPRIT y otros.

Todas estas frustraciones y reveses a las hipótesis previas, permitieron avanzar mucho en el conocimiento al indagar los porqués de los resultados negativos de estos estudios.

Las investigaciones con resultado negativo realizadas en mujeres de más de 55 años de promedio y con enfermedad cardiovascular establecida permitieron hipotetizar que la ventaja biológica y experimental de los estrógenos se concretaba en la prevención y mostraba sus beneficios en mujeres más jóvenes. Así lo demostró un metaanálisis del año 2005, que incluyó el WHI entre otros veintitrés estudios, que analizó a 65.000 mujeres.

Estos resultados han sido validados por el Estudio Danés de Prevención de la Osteoporosis (DOPS), realizado en mujeres que se aleatorizaron para recibir THS cuando llevaban una media de siete meses de menopausia y que completaron diez años de tratamiento y dieciséis de seguimiento. El estudio, que incluyó a mil mujeres de entre 48 y 56 años sin enfermedad vascular previa y que comparó el THS frente a placebo durante diez años, reveló una significativa reducción de la enfermedad cardiovascular en las tratadas, tanto de muerte por causa cardiovascular como de aparición de insuficiencia cardiaca o infartos de miocardio, sin que se incrementara el riesgo de padecer ningún cáncer, episodios tromboembólicos o accidente cerebrovascular. Así, los resultados fueron los mismos que los del ya descrito estudio KEEPS.

Cuando evaluamos a Tamara, que ya tenía placas de arteriosclerosis en sus arterias, tuvimos en cuenta estos datos. Los receptores estrogénicos, tan protectores, desaparecen con el tiempo en ausencia de estrógenos circulantes. Así, consumido el periodo de oportunidad terapéutica, el periodo ventana, el tratamiento con estrógenos y progesterona clásicos no previene nada y puede ser contraproducente. Por eso a Tamara no le prescribí terapia hormonal de sustitución.

CLAVES

- El tratamiento hormonal de sustitución iniciado al comienzo de la menopausia no incrementa los riesgos de cáncer de mama, como ha demostrado el análisis de los estudios publicados los últimos cincuenta años.

- Por el contrario, los estudios demuestran una mejoría global en la morbimortalidad general de las mujeres.

- Para prevenir el riesgo cardiovascular es importante iniciar el tratamiento hormonal de sustitución en los primeros meses de fallo de secreción ovárica (ventana de oportunidad). El estudio KEEPS concluyó que el tratamiento con estrógenos y progesterona administrado poco después del inicio de la menopausia era seguro: mejora varios marcadores de riesgo cardiovascular y de densidad mineral ósea y alivia los síntomas climatéricos.

- El tratamiento hormonal de sustitución no es efectivo como prevención secundaria, no debe utilizarse tras muchos años en menopausia con arteriosclerosis establecida o algún evento cerebral o coronario.
- No se relaciona el tratamiento hormonal de sustitución con cambios negativos en la tensión arterial.
- El riesgo de trombosis venosa en la mujer aumenta con la edad. Debe explorarse el riesgo individual de cada una antes de iniciar el tratamiento hormonal de sustitución, así como elegir la dosis y la vía de administración adecuadas. Algunas enfermedades que producen hipercoagulabilidad constituyen una contraindicación del THS.
- La dosificación de estrógenos y progesterona debe hacerse de acuerdo con el déficit existente, por lo que la evaluación hormonal completa hipotálamo-hipofiso-ovárica, junto a la valoración clínica y ginecológica, es importante.

Tratamiento hormonal de sustitución en la menopausia: indicaciones y tipos

Tras el impacto «sísmico» de los estudios WHI y MWS, han ocurrido muchas cosas, se han desarrollado muchos otros estudios y se han establecido guías clínicas internacionales y españolas que, en su conjunto, son favorables al tratamiento hormonal de sustitución cuando este se requiere.

Trabajos de estos últimos años han mostrado los beneficios del tratamiento para el control de los síntomas y la atenuación de algunos procesos, sobre todo en mujeres más jóvenes. Sin embargo, como ya he dicho, sigue habiendo enormes reticencias y miedos entre profesionales y mujeres.

De hecho, el Posicionamiento que publicó la Asociación Española para el Estudio de la Menopausia (AEEM) dice en su prólogo textualmente: «Existe una discordancia entre las evidencias de carácter científico sobre la eficacia y la seguridad de la terapia hormonal y la percepción que tienen de ello las mujeres que están en la menopausia y los médicos que las atienden, lo que redunda en una pérdida innecesaria de la calidad de vida en las que lo rechazan o en el temor injustificado de las que optan por su utilización».

Así, recientemente, tras una exhaustiva revisión de todos los estudios, la asociación publicó dicho Posicionamiento, en el que establecía nuevas recomendaciones que sintetizaron en doce conceptos básicos (<http://www.aeem.es>):

1) La principal indicación para la TH sigue siendo el tratamiento de los síntomas vasomotores y otros síntomas menopáusicos graves. Las mujeres menores de 60 años, o aquellas que han tenido la menopausia hace menos de diez, sin contraindicaciones, son las candidatas ideales. Los estrógenos solos o combinados con gestágenos, como la tibolona, o la combinación de estrógenos equinos y bazedoxifeno (CE/BZA) son el tratamiento más eficaz para el alivio de los síntomas vasomotores asociados a la menopausia a cualquier edad.

2) Antes de prescribir la TH a mujeres sintomáticas deben considerarse los factores de riesgo personal y familiar, la edad y el tiempo transcurrido desde la menopausia. La TH puede no ser adecuada para algunas mujeres con mayor riesgo de enfermedad cardiovascular, de enfermedad tromboembólica o con una historia

familiar de cáncer. Es evidente que los efectos metabólicos de los estrógenos pueden variar dependiendo de estos factores y que los receptores de estrógenos pueden ser más funcionales y más sensibles al inicio de la menopausia que más adelante. Por eso, para las mujeres que inician la TH más de diez años después o cumplidos los 60 años esta relación riesgo/beneficio resulta menos favorable.

3) El principal indicador de seguridad en los preparados de TH parece ser la dosis y el momento de uso. Sin embargo, existe controversia sobre la importancia del tipo de estrógeno y la vía de administración. Es decir, debe utilizarse la dosis necesaria para obtener el beneficio deseado, empezando por las dosis más bajas que se irán ajustando según la respuesta.

4) Todas las vías de administración de estrógenos parecen ser igualmente eficaces, pero la transdérmica, al evitar el paso hepático de los estrógenos, podría ser más segura.

5) Cuando sea necesario el uso de gestágenos, la progesterona natural, o su alternativa sintética, la dihidrogesterona, administrada en dosis adecuadas para la vía utilizada (oral o vaginal), se considera la opción más

segura. Para las mujeres portadoras de un DIU-LNG activo en el momento de presentación de los síntomas, no es precisa la adición de otro gestágeno. Esta alternativa puede ser válida, aunque fuera de ficha técnica, para las mujeres que no toleren los gestágenos orales. Otra posibilidad es combinar bazedoxifeno con estrógenos conjugados. En esta combinación, el bazedoxifeno previene la hiperplasia endometrial inducida por los estrógenos, de modo que no sería necesario administrar un gestágeno.

6) En ausencia de otros factores, la edad no es un límite para establecer la duración de la TH. Las decisiones sobre la mayor o menor duración de la TH deben ser individualizadas y tomarse en función del riesgo de padecer múltiples enfermedades (trombosis venosa, ictus y algunos tipos de cáncer).

7) En casos de atrofia genitourinaria, sin otros síntomas menopáusicos, los estrógenos vaginales son más eficientes. Estos pueden usarse a cualquier edad.

8) La TH no está indicada para la prevención primaria o secundaria de las enfermedades cardiovasculares ni para la prevención del deterioro cognitivo en mujeres posmenopáusicas. Sin embargo, los nuevos hallazgos

obtenidos en mujeres posmenopáusicas jóvenes que usan TH indican un balance riesgos/beneficios cardiovasculares favorable.

9) El uso de terapia hormonal en la menopausia no implica la necesidad de realizar más exploraciones que las que corresponderían al estudio básico de salud a esa edad.

10) La AEEM/SEGO no recomienda el uso de terapia hormonal alternativa (mal llamada también bioidéntica). No existen evidencias científicas que demuestren que estos productos son más seguros y a menudo hay falta de consistencia en el contenido o en la liberación de los componentes, lo que hace que se administren cantidades menores o mayores de hormona biológicamente activa. Tampoco existen ensayos controlados que respalden su eficacia o descarten la preocupación por su uso.

11) Salvo que existan contraindicaciones, debe alentarse a las mujeres con menopausia precoz (insuficiencia ovárica primaria) o aquellas a las que se le practica una salpingo-ooforectomía bilateral antes de los 50 años a usar la TH, al menos hasta que alcancen la edad de la menopausia espontánea en la población ge-

neral. Las consecuencias a largo plazo de la menopausia precoz o temprana incluyen efectos adversos
sobre la cognición, el estado de ánimo, la salud cardiovascular, ósea y sexual, así como un mayor riesgo de mortalidad temprana.

12) Es importante individualizar la TH en mujeres con
deficiencia temprana de estrógenos, ya que pueden
requerir dosis más altas para aproximarse a las concentraciones fisiológicas encontradas en las mujeres
premenopáusicas. También es importante abordar el
impacto psicológico de la menopausia precoz, revisar
las opciones de fertilidad y la posible necesidad de
anticoncepción si los ovarios están intactos.

Estamos, sin duda, en un momento muy diferente, en el
de promover la personalización del tratamiento de la mujer climatérica contando con la visión y experiencia de la
regulación endocrinológica y con la historia clínica de
cada paciente. Tenemos magníficas y diversas oportuni-
dades.

CLAVES

En definitiva, los siete puntos clave que resumen las directrices de actuación son los publicados por la Sociedad Norteamericana de Menopausia en 2017, fruto del trabajo de un panel de expertos, que, tras realizar un análisis exhaustivo de los datos publicados en la literatura médica más reciente, enunció sus conclusiones:

1) La terapia hormonal sustitutiva (THS) es el tratamiento más efectivo para los trastornos vasomotores —sofocos.

2) La THS presenta un balance riesgo/beneficio más favorable en mujeres menores de 60 años o cuando han transcurrido menos de diez años desde el comienzo de la menopausia. Ese balance es óptimo en mujeres sin útero, para las que el tratamiento estrogénico exclusivo es recomendable.

3) En mujeres mayores de 60 años, comenzar el THS presenta un balance riesgo/beneficio menos favorable debido al incremento en el riesgo absoluto de tromboembolismo, ictus o demencia.

4) No hay evidencia que sostenga una edad concreta recomendable para finalizar la THS.

5) En mujeres con osteoporosis debe considerarse la THS para disminuir el riesgo de fracturas.

6) En mujeres con menopausia prematura, la THS debe prescribirse por lo menos hasta la edad promedio del cese de la menstruación: 52 años.

7) Cuando se prescribe THS, la dosis, vía de administración y duración deben ser individualizadas y compartidas.

Tratamiento no hormonal de la menopausia: fitoestrógenos, probióticos, lubricantes... ¿Sirven para algo?

Obviamente, el tratamiento hormonal de sustitución no es una varita mágica que soluciona todos los problemas; incluso tomando dicho tratamiento los famosos cambios en el estilo de vida son muy importantes. Lo siento, queridas lectoras, pero a partir de los 50, si queremos mantener la calidad de vida, comer bien y moverse no son una opción, **son la única opción**. Comer bien, dejar de fumar y moverse, moverse, moverse es necesario siempre, pero imprescindible al comenzar la segunda etapa de la vida.

Se ha demostrado que la dieta mediterránea, patrimonio inmaterial de la humanidad, es el patrón nutricional que más previene y mejora las enfermedades que nos aquejan y que causan más muertes. En el apartado de obesidad expliqué en qué consistía comer bien, es decir, comer mediterráneo. Porque no basta con tomar aceite de oliva virgen extra.

La mayoría de las personas que acuden a mi consulta creen que comen bien, que siguen la dieta mediterránea, pero cuando les pasamos el cuestionario de catorce puntos de adherencia a la dieta mediterránea validado por el ya citado estudio PREDIMED —el mayor y más importante ensayo clínico poblacional que relaciona dieta mediterránea y enfermedad en personas mayores de 55 años—, apenas suman siete u ocho puntos. En general, somos conscientes de que hay que tomar más fruta y verdura, y lo hacemos, pero es que seguir la dieta mediterránea supone, además, no tomar (o tomar muy pocos) alimentos procesados, *fast food*, *snacks* y azúcar (no solo el añadido, sino el que existe en alimentos y bebidas procesadas) y basar nuestra alimentación en alimentos procedentes de la tierra: legumbres, cereales integrales, tubérculos, hortalizas, verduras, frutas, frutos secos, lácteos fermentados, pescados frescos y en salazón..., así como limitar el consumo de carne y derivados cárnicos. En resumen, hacerse un poco vegetariana. Una alimentación así es menos calórica, más saciante, más nutritiva y más necesaria a partir de la menopausia.

El mundo vegetal nos ayuda a mantener la salud y la calidad de vida, con sus compuestos bioactivos y los microorganismos beneficiosos que se encuentran en el medioambiente externo e interno. Los más importantes son los **fitoestrógenos** y los **probióticos**. Desde hace muchos años, se utilizan en la menopausia preparados que contienen diferentes fitoestrógenos, compuestos de origen vegetal que presentan una actividad biológica estrogénica débil debido a su similitud con los estrógenos naturales. Se encuentran en cereales, legumbres y hortalizas, pero donde más abundan es en la soja, legumbre muy habitual desde siempre en la dieta de los países asiáticos y muy popular en Occidente desde hace dos décadas, a la que se le han atribuido todo tipo de «milagros». El caso es que hace tiempo a alguien se le ocurrió asociar el consumo de soja con la baja frecuencia de sofocos en la menopausia de la mujer asiática frente a la mujer occidental, que los sufre mayoritariamente, así que indagó en los componentes de esta legumbre y en sus efectos.

Los fitoestrógenos, y entre ellos los componentes más activos, las isoflavonas, tienen una acción estrogénica débil y está demostrado que también ejercen una acción beneficiosa sobre los lípidos, las lipoproteínas y la función vascular. Con relación al cáncer, los estudios sugieren un efecto protector frente al cáncer de mama. Actualmente existen preparados magníficos con isoflavonas procedentes de diferentes alimentos vegetales. Se ha pasado de la soja a utilizar las isoflavonas que proceden de las partes subterráneas de la *Cimicifuga racemosa*, a las que se les han unido, en fechas relativamente recientes, los preparados elaborados con extracto citoplasmático de determinados pólenes.

Muchas mujeres que deciden no seguir tratamiento hormonal de sustitución, o aquellas para las que este no está indicado, se benefician de estupendos preparados de fitoestrógenos. Pero es importante consultar sobre el tipo de preparado, la cantidad de compuesto activo que contiene y su asociación con otros posibles compuestos, como vitaminas, ácidos grasos esenciales o melatonina, para elegir el más adecuado.

Hay otros problemas de la menopausia que también mejoran con el tratamiento no hormonal, y que conste que no son excluyentes. Puede sonar raro hablar de bichos en una mentalidad tan higienista como la nuestra, y mucho más después de los estragos de la pandemia de COVID, pero hay bichos buenos que nos ayudan. Bichos buenos que también nos abandonan cuando cesa la producción de estrógenos y progesterona.

Empecemos por el principio. Todo el mundo ha oído hablar de la microbiota y de la importancia de mantenerla sana para una buena salud intestinal, así como para la prevención de multitud de enfermedades, algunas para las cuales se han abierto multitud de posibilidades de tratamiento. Tenemos todo un ecosistema de millones de bacterias, virus y hongos a nuestro servicio, pero si se altera, pueden causarnos grandes perjuicios. Sería algo así como unos desposorios —perdón por la palabra, está un poco obsoleta—, como un matrimonio, pero múltiple, en el que nos ayudamos mutuamente. Los cerca de tres millones de genes que lo componen interactúan con nuestros miles de genes celulares. Entre sus funciones están impedir la entrada de patógenos y activar la inmunidad gracias a su interacción con todas las «subestaciones» inmunitarias del aparato digestivo; además, sus enzimas son imprescindibles para la correcta digestión de algunos alimentos vegetales y su metabolismo nos provee de nutrientes. Eso sí, como cambie o se destruya por acción de antibióticos, otros fármacos o incluso estrés cotidiano, su vacío puede ser ocupado por bacterias y virus patógenos, «malos», y empezar a perjudicarnos. O sea, que más vale cuidarlos y llevarse bien, porque los necesitamos.

En realidad, toda cavidad de nuestro organismo con salida al exterior está poblada por microorganismos que juegan un papel muy importante. Y, claro, el aparato urinario y la vagina están incluidos. En la vagina predominan las bacterias del grupo *Lactobacilus* (seguro que os suenan de muchos productos lácteos que llenan las estanterías de los supermercados). Los lactobacilos son bacterias anaerobias que sobreviven en presencia de oxígeno, pero no lo respiran. Por tanto, únicamente obtienen energía mediante la fermentación de la glucosa del exudado vaginal, la cual convierten en ácido láctico, lo que determina que el pH fisiológico de la cavidad oscile entre 4 y 4,5. Este pH ácido es óptimo para su proliferación, mientras que es inhibitorio para la mayoría de los patógenos, habituados al pH ligeramente alcalino (más alto) de nuestro medio interno. Esta muralla defensiva es superimportante. En el embarazo es cuando más proliferan y más ácido convierten, lo que dificulta la invasión de patógenos que pudieran llegar al feto por vía ascendente o infectarlo a su paso por el canal del parto.

Cuando los niveles de estrógenos son altos, la microbiota vaginal es estable debido a que estos favorecen el aumento de secreciones vaginales, inducen el engrosamiento del epitelio y provocan la secreción de glucógeno, precursor de la glucosa, creando así un entorno que estimula la proliferación de los lactobacilos.

Y ¿qué ocurre en la menopausia? ¿Qué pasa cuando cesa la producción de estradiol? Pues que se reduce también la producción de moco y de glucógeno (glucosa), lo que provoca una disminución drástica de la generación de exudado y el adelgazamiento de la mucosa. Esto, además de otros signos y síntomas, va a dar lugar a una reducción en la concentración de la microbiota buena, nuestra cooperadora, que descenderá a valores de aproximadamente el 1 % de lo habitual durante el periodo fértil. Así, nos quedamos sin la acidez defensiva, ese pH bajo que nos amurallaba contra los patógenos, y empiezan las infecciones vaginales o vulvovaginitis.

Por desgracia, la cosa no queda ahí. La vagina ácida no solo se defiende a sí misma, sino también a todos los órganos vecinos, como la uretra y la vejiga urinaria. En efecto, durante el periodo fértil, la vagina ácida es una barrera para la traslocación de los microorganismos del intestino hacia el orificio uretral al tiempo que favorece la migración de los lactobacilos hacia la vejiga urinaria, donde pueden replicar las mismas condiciones protectoras. Esa situación de abandono de los lactobacilos y otras bacterias acidificantes la aprovechan maravillosamente la bacteria «okupa» *Escherichia Coli* —causante de más del 80 % de las cistitis que se diagnostican en nuestro medio— y otros organismos intestinales, e incluso vaginales, que toman posesión del territorio y provocan infecciones de repetición tan frecuentes en la mujer después de la menopausia.

Obviamente, cuando es posible, el tratamiento con estrógenos locales es el más efectivo, pero pongámonos en el caso de que no sea posible o deseado. Entonces, para paliar la devastación de nuestros microorganismos son muy útiles los probióticos, bien por vía oral, bien por vía vaginal.

Os preguntaréis qué es un probiótico, aunque seguro

que habéis oído hablar de ellos más de una vez. Las farmacias están bien surtidas de diferentes probióticos, por cierto, nada baratos. Un probiótico es, según el documento de consenso científico elaborado por la Sociedad Española de Microbiota, Probióticos y Prebióticos «un conjunto de microorganismos (bacterias generalmente, pero también hongos) vivos que cuando se administran en cantidades adecuadas confieren un beneficio a la salud del hospedador».

Cada vez hay más evidencias de que el uso de probióticos formados por una o más cepas concretas de lactobacilos es eficaz en la prevención y tratamiento de las diversas patologías que alteran el equilibrio dinámico vaginal, en parte por su acción protectora, bactericida, restauradora del pH y de la salud del epitelio. Esa acción recomponedora del equilibrio fisiológico de la microbiota vaginal nos ayudará a mantener una buena salud vaginal y a prevenir las vulvovaginitis por hongos, como cándida y *Trichomonas*, o las infecciones urinarias por *E. Coli*, tan frecuentes en la menopausia. Para tratar la vaginitis bacteriana muchas veces hay que utilizar antibióticos en combinación con probióticos.

La mayoría de los probióticos que existen en el mercado contienen cantidades millonarias de lactobacilos y bifidobacterias. Como los yogures bio... Recuerdo una anécdota que me ocurrió hará unos quince años. Charlando con una persona de mi equipo, me contó que ella se trataba las infecciones por cándida aplicándose yogur en la vagina. Entonces me pareció una locura, pero ¡ahora lo entiendo!

CLAVES

- Una alimentación adecuada, ajustada a necesidades energéticas y proteicas, y una actividad física constante son la base del tratamiento hormonal o no hormonal en la menopausia.
- El patrón de dieta mediterránea es el indicado durante toda la vida, pero mucho más a partir de los 50 años. La actividad física aeróbica y de fuerza deben formar parte también de la rutina diaria.
- Además de lubricantes, hidratantes o intervenciones plásticas o estéticas, existen dos componentes importantes para el tratamiento no hormonal de la menopausia: los fitoestrógenos y los probióticos.

- Los preparados a base de fitoestrógenos mejoran los sofocos y la calidad del sueño, pero además han demostrado un discreto efecto beneficioso sobre los niveles de colesterol y otros lípidos, y una probable protección frente al cáncer de mama.

- La mayoría de los preparados de fitoestrógenos del mercado contienen isoflavonas procedentes de la soja, la raíz de *Cimicifuga racemosa* o el polen.

- El ecosistema bacteriano vaginal está formado por multitud de bacterias que, manteniendo un pH ácido, mejoran la producción de moco y previenen las infecciones vaginales y de otros órganos vecinos. A partir de la menopausia, disminuyen drásticamente y por eso aumenta la frecuencia de infecciones urinarias y/o vaginales.

- Los probióticos para uso ginecológico son microorganismos vivos, generalmente lactobacilos y bifidobacterias, que repueblan el ecosistema vaginal y urológico (por vecindad) previniendo las infecciones. Pueden administrarse por vía oral o vaginal.

- El tratamiento no hormonal no es excluyente, pudiendo coadyuvar en algunas pautas de tratamiento con estrógenos y progestágenos.

4

OTRAS MENOPAUSIAS

El periodo climatérico, el cese de producción de hormonas procedentes de la gónada femenina, o sea, del ovario, no es idéntico en todas las mujeres, ni mucho menos. Depende de un sinfín de factores que modulan los síntomas, la duración, la intensidad y las repercusiones.

Hemos visto variantes frecuentes, incluso más de lo que creemos: menopausia prematura, en mujeres con síndrome del ovario poliquístico, en mujeres sin útero, etc. Hay, asimismo, «falsas menopausias», que no son más que situaciones transitorias de descenso o fallo hormonal. Puede suceder con las hormonas tiroideas, por ejemplo, u otras hormonas hipofisarias que pueden provocar síntomas similares o bloquear temporalmente la producción ovárica. Finalmente, podríamos hablar también de «otras menopausias», las de aquellas mujeres que no tienen gónada femenina, como las que padecen el síndrome de Turner u otros problemas genéticos.

Pero hay incluso otras. ¿Existe la menopausia de las mujeres transexuales con toda la complejidad de su situación? ¿Y la menopausia del hombre, conocida como andropausia?

El caso de las personas transexuales es ciertamente peculiar porque, al necesitar desde el primer momento un tratamiento hormonal de sustitución de estrógenos y testosterona, la menopausia no llega. Es decir, no hay cese de producción ovárica por la simple razón de que no hay ovarios. Pueden surgir entonces varias preguntas: ¿hay que provocarla? ¿Hay alguna razón sustentada en la ciencia y la experiencia que avale la interrupción del tratamiento hormonal de sustitución? Si es así, ¿cuál es la mejor manera de hacerlo? ¿De golpe o paulatinamente? ¿A qué edad? Y si no, ¿cuál es la razón por la que a las mujeres cisgénero a menudo se les aconseja no tratarse o hacerlo durante un periodo corto? Para resolver, o siquiera enfocar, todos estos interrogantes, hay que indagar y documentarse. Y lo cierto es que, en este caso, no existen guías ni indicaciones claras porque faltan muchos estudios de evaluación de riesgos y de otro tipo. ¡Un importante reto científico y humano!

Por otro lado, están el hombre y la andropausia. ¿Sufre realmente el hombre un declive hormonal de forma generalizada? La gónada masculina segrega testosterona, que debe medirse comparativamente a lo largo del tiempo para evaluar su evolución. ¿Qué síntomas tienen los hombres en su particular menopausia? ¿Puede confundirse esta con otras enfermedades? ¿Experimentan sofocos como las mujeres? ¿Existe tratamiento hormonal de sustitución para la andropausia?

En las siguientes páginas me centraré en estas y otras cuestiones, como siempre, a partir de experiencias reales. Gracias a ellas y a un estudio intensivo, podemos llegar a algunas conclusiones muy reveladoras.

La menopausia de los hombres

Nice —Aniceto— es un hombre de 62 años que acude a la consulta por diabetes. Nació en un pueblo de Burgos. Las lectoras y lectores que tengan más de 50 años seguro que recuerdan la costumbre castellana de bautizar a los hijos con el nombre del santo del día; así, nos encontramos con nombres casi imposibles, un poco anacrónicos, mucho más inusuales que Aniceto, que suenan extraños en la actualidad, pero que tienen un punto de belleza y exotismo, en mi opinión.

Nice se queja de cansancio, pérdida de fuerza, adelgazamiento y cierto grado de depresión progresiva, tristeza y falta de energía vital. «Su diabetes no está bien controlada», pensé de inmediato, ya que, efectivamente, una descompensación metabólica por un desfallecimiento del páncreas en una diabetes tipo 2 se caracteriza por un fallo en la producción de insulina. Es decir, las células beta del páncreas dejan de producir esta hormona. Así, se pasa de una situación de diabetes por insulinorresistencia e hiperinsulinismo probable, característico de la mayoría de las diabetes tipo 2 —descrita en este libro en el caso de Pilar—, a un déficit de insulina que produce fatiga, decaimiento, pérdida de peso..., ya que la insulina es la hormona más importante en todos los procesos energéticos, es la hormona anabólica por excelencia.

Al explorar a Nice, veo que está un poco pálido y que su masa muscular, como él mismo decía y como se constató al realizarle un estudio de composición corporal, estaba disminuida, sin tono, menos firme. También me contó que sentía una disminución de la libido sin disfunción eréctil, aunque no estaba seguro de esto último porque en los últimos meses rehuía el sexo por falta de apetencia. Obviamente, todos estos síntomas que Nice describía podían ocurrir en el curso de una diabetes debido a una afectación neuropática de las terminaciones nerviosas que intervienen en la erección y en el mantenimiento de la misma.

Pero es que, además, la familia de Nice acababa de vivir una traumática experiencia, el accidente grave de un hijo que, tras un coma prolongado, había logrado sobrevivir. Evidentemente, la experiencia angustiosa de la incertidumbre y los meses de su hijo en la UCI habían hecho mella en él.

El análisis de los síntomas de Nice requirió, como tantas veces, considerar múltiples causas, todas ellas posiblemente interrelacionadas. El reto era distinguir cuáles eran relevantes, tanto en la producción de los síntomas como en la estimación de la posible gravedad o en las propias necesidades del paciente a corto y medio plazo.

Le solicité una analítica completa, incluyendo marcadores tumorales, ya que el estrés postraumático unido al hecho de padecer una diabetes puede asociarse a la aparición de un tumor. Y en medicina, como en la vida, lo urgente es descartar lo grave o, en caso de confirmarse, actuar precozmente.

Cuando llegaron los resultados, comprobé con alivio que todos los marcadores oncológicos eran negativos y que, contrariamente a lo que esperaba, la diabetes estaba bien controlada. Sin embargo, se confirmó que tenía anemia, probablemente por falta de hierro, y unos niveles de testosterona total y libre bajos. Hablé rápidamente con él y le conté los hallazgos, que eran para estar contentos, pues habíamos descartado dos situaciones potencialmente graves. Le comenté que la anemia, al menos en parte, el cansancio, la disminución de libido y la pérdida de masa muscular estaban verosímilmente causados por la insuficiencia de testosterona.

Y es que la testosterona, hormona sintetizada en el testículo, tiene múltiples funciones en los hombres: es responsable del deseo sexual, del mecanismo encargado de la erección y de que haya una adecuada respuesta al estímulo sexual. Representa para el hombre lo que el estrógeno para la mujer. Además, estimula la producción de hematies, evitando la anemia, potencia la síntesis ósea, evitando la osteoporosis, y estimula la síntesis de músculo, evitando la debilidad y la pérdida de función.

Nice, por tanto, estaba experimentando el equivalente a la menopausia, o sea, un climaterio masculino. En el caso del hombre se conoce popularmente como **andropausia,** pero, curiosamente, en el mundo médico especializado suele denominarse hipogonadismo masculino, lo que, a mi juicio, es un eufemismo que busca huir de las connotaciones negativas de su paralelismo con la menopausia.

La andropausia es la disminución de la función hormonal testicular asociada al proceso de envejecimiento, pero puede anticiparse o producirse de forma más o menos abrupta por coexistencia con otros problemas médicos. En cualquier caso, aunque, como digo, su comienzo y velocidad de desarrollo son muy variables, suele darse de manera paulatina, muy diferente al cese bastante brusco de producción hormonal que caracteriza la menopausia.

Volviendo al caso de Nice, analizamos conjuntamente los pros y los contras del tratamiento sustitutivo con testosterona, pues había distintos tipos y dosis en la farmacopea. Nos decidimos por un comienzo progresivo, mientras descartábamos otras posibles causas, como las pérdidas ocultas de sangre, y realizamos estudio prostático, imprescindible antes de comenzar el tratamiento sustitutivo. Durante el seguimiento, no encontré ninguna causa de pérdidas de sangre. Por otro lado, la anemia, el cansancio, el estado de su musculatura y su libido mejoraron mucho con el tratamiento hormonal. El urólogo sigue viéndole periódicamente y yo continúo vigilando su diabetes y sus niveles hormonales.

Otras veces, el hombre experimenta síntomas similares, pero que nada tienen que ver con la disminución de testosterona, y es que hay otras hormonas, como en el caso de la mujer, que pueden entrar en juego y causar una «falsa andropausia». Esto es lo que le pasó a Héctor.

Héctor tenía unos síntomas y un «sufrimiento» que recordaban enormemente a los de una menopausia aguda. Y, a veces, el espejo muestra con mayor claridad la realidad. Su diagnóstico no tuvo nada que ver con una menopausia obviamente, sufría un bloqueo brusco de su función hormonal, por lo que su organismo mostraba síntomas muy parecidos al del climaterio femenino.

En realidad, Héctor acudió buscando ayuda para mejorar su masa muscular y para encontrar una explicación para su cansancio. Tenía 62 años, sin antecedentes de enfermedades, alto, delgado y muy deportista. Seis meses antes de su visita, había notado una disminución de la masa muscular, a pesar de sus esfuerzos desesperados en el gimnasio, así como un aumento de grasa en la cintura y en la región mamaria. Además, como Nice, refería mucho cansancio, tristeza y disfunción eréctil con pérdida de la libido. Héctor tenía un puesto de responsabilidad en la Administración y, aunque seguía cumpliendo con su trabajo, tenía dificultad para concentrarse, para seguir el ritmo. No tomaba ninguna medicación ni usaba cremas ni espráis con contenido hormonal.

En la exploración, las constantes de tensión arterial, frecuencia cardiaca y temperatura eran normales y no había ninguna evidencia de disfunción hormonal, salvo una discreta ginecomastia derecha, lo que quiere decir que se palpaba un pequeño botón mamario, que sugería alguna disfunción hormonal. La glándula tiroidea era normal y su peso, porcentaje de grasa y masa muscular estaban dentro de lo adecuado para su edad.

En el caso de Héctor, como en otros ejemplos de mujeres expuestos aquí, había muy poca «expresión objetiva» de enfermedad. Como en dichos episodios femeninos, cualquier médico podría haberle dicho: «Pero, hombre, ¿qué espera? Con la edad y con el estrés pasan estas cosas. Quizá deba tomarse un descanso». Héctor venía con una analítica realizada en otro centro en la que no se apreciaba ningún dato anormal. Sus niveles de testosterona estaban bien, dato que apoyaba el origen psicológico de sus síntomas.

Pero hubo varias cosas que tuve en cuenta. La primera, su relato de un cambio brusco subjetivamente poco soportable, el cual, no solo me creí, sino que le di una gran importancia. La segunda, que en los cuestionarios y test que pasamos habitualmente en consulta, Héctor tenía una puntuación altísima en la escala de depresión, lo que indicaba que estaba verdaderamente afectado, aunque mantuviese el tipo y la apariencia. Y la tercera, la presencia de ese botón mamario que obligaba a descartar alguna otra anomalía hormonal.

Cuando estaba haciendo mi residencia —especialidad de Endocrinología— en la Fundación Jiménez Díaz, se nos inculcaba la importancia de los síntomas, del relato del paciente. «La clínica manda» era una frase frecuente que resaltaba que lo relevante es lo que pasa. Los datos objetivos de nuestra presunción diagnóstica a veces encuentran una explicación a la primera y otras veces hay que indagar más o esperar, pero al final todo tiene que cuadrar. Como los detectives, nuestra obligación es investigar y encontrar la causa que explique los síntomas.

Reflexionando sobre el caso de Héctor pensaba: «A lo que más recuerdan sus síntomas es a los de una menopausia, o, en su caso, a una andropausia aguda, ¡pero sus niveles de testosterona son normales!». Así que le solicité niveles de hormonas hipofisarias (FSH, LH y prolactina), además de estrógenos, andrógenos y hormonas tiroideas. Le dije: «Tienes una disfunción hormonal. Vamos a analizar más hormonas y a medir de nuevo la testosterona. Pero cuando superes esto, vas a comprender a cualquier mujer de tu entorno que sufra una menopausia sintomática, porque se parece mucho a lo que tú estás experimentando».

Lo que finalmente explicaba su clínica apareció pronto: tenía unos niveles de prolactina muy elevados. La prolactina es una hormona segregada en la hipófisis, esa pequeña glándula endocrina situada en el cerebro que también segrega FSH y LH, importantes en la menopausia y la andropausia. Tras una resonancia magnética, vimos que tenía un microprolactinoma, que es una especie de quiste en la hipófisis que segrega más prolactina de lo normal y bloquea la acción de la testosterona, lo que produce un falso déficit de la hormona, o sea, una «falsa andropausia». Con un tratamiento médico se frenó la producción de prolactina y todos sus síntomas fueron desapareciendo.

Les he contado a algunas mujeres el caso de Héctor, por supuesto, respetando su anonimato; sobre todo a las que se sentían culpables por tener síntomas depresivos, cansancio o falta de libido durante la menopausia. Y me ha sido útil porque muchas veces nos entendemos mejor mirándonos en el espejo de otro, pues nos ayuda a ver con más claridad nuestros problemas y a darles la importancia adecuada.

La última vez que vi a Héctor, me recordó lo que le había comentado el primer día acerca de la similitud de sus síntomas con los de la menopausia: «En aquel momento no me hizo ni puñetera gracia y tampoco me consoló mucho saberlo, pero ahora me doy cuenta y me siento afortunado. No deje usted de tratar los problemas hormonales —me animó—. ¡Son tan importantes...!».

La menopausia en mujeres transexuales

En nuestra especialidad atendemos también a personas que quieren cambiar de sexo. Hace años las denominábamos consultas de «disforia de género», es decir, personas que no se sienten identificadas con su sexo biológico («disforia», lo contrario de euforia, viene del griego y quiere decir, más o menos, «desacuerdo, malestar»).

Esa confusión, ese malestar, esa desidentificación y la sensación de no pertenencia a ningún sexo están magistralmente narrados en una novela en la que el protagonista no es transexual, sino hermafrodita... y no lo sabe. La descripción de su vida, sus sensaciones, la llegada a la pubertad, sus primeras experiencias sexuales son tratadas de manera sublime y a la vez entretenida e interesantísima. La novela se llama *Middlesex*, del autor americano de origen griego Jeffrey Eugenides, y no puedo evitar transcribiros lo que de ella dijo la crítica del *New York Times*: «Su narrador es una criatura capaz de tender un puente entre las divisiones que acosan a la humanidad, está dotado de la habilidad de comunicarse entre los géneros, de ver no con la monovisión de un solo sexo, sino con la visión estereoscópica de ambos. Y esa utopía hace que *Middlesex* sea delirantemente americana; el santo patrón de esta novela es Walt Whitman y tiene la misma exuberancia que el poeta... Una obra que es un colosal acto de curiosidad, de imaginación y de amor». *Middlesex* recibió el premio Pulitzer de literatura y es altamente recomendable para comprender y disfrutar de la esencia de los sexos biológicos. De ambos.

El cambio de género implica una enorme complejidad de acciones y etapas, pero aquí nos centraremos en el tratamiento hormonal. Ni qué decir tiene que, en general, para «oponerse» a unas hormonas que van en una dirección, hay que emplear cantidades relativamente importantes de hormonas del otro sexo. Aquí sí tiene sentido la palabra «hormonar», porque es necesario crear un ambiente suficientemente hormonado para que se produzcan determinados cambios biológicos y desaparezcan caracteres sexuales secundarios acordes con la identificación interna de género.

Mujeres transexuales son aquellas que al nacer tienen sexo genético y caracteres sexuales masculinos, por lo que se les asigna dicho género. Con la nueva legislación de 2021, si en la infancia ya se siente un gran estrés y una clara desidentificación con el género asignado y se demanda un cambio, en la adolescencia podrá comenzar a recibir un tratamiento que impedirá la aparición de caracteres sexuales propios del hombre: vello, voz, musculación, crecimiento del pene, etc. Este tratamiento consiste en administrar agonistas de las hormonas hipotalámicas que estimulan la secreción de FSH y LH hipofisarias, que son las que «despiertan» las gónadas, ovarios o testículos. Los agonistas son falsos imitadores, se parecen a las hormonas reales, se unen a los receptores y no ejercen efecto ninguno. Los engañan. Estos agentes agonistas se utilizan también en endocrinología y oncoendocrinología para tratar pubertades precoces y algunos cánceres.

Junto a los agonistas, se prescriben estrógenos. La transición se va monitorizando. Si se ha dado este tratamiento desde la adolescencia, el curso del cambio es mucho más fácil y produce mucho menos estrés en la adolescente/mujer trans. Si el cambio comienza más tarde, con todos los caracteres sexuales desarrollados, las dosificaciones hormonales son muy diferentes y hay una mayor dificultad para revertir ciertos caracteres sexuales.

En cualquier caso, las pautas de tratamiento hormonal están perfectamente establecidas. Hoy día existen guías clínicas internacionales. Unas de las primeras fueron las guías WPATH (World Professional Association for Transgender Health), pero también las de la Sociedad Americana de Endocrinología (2007). En España existe un documento de consenso de la Sociedad española de Endocrinología y Nutrición (SEEN), liderado por su Grupo de Identidad y Diferenciación Sexual (GIDSEEN).

El proceso terapéutico consta de tres pilares fundamentales: evaluación endocrinológica y terapia hormonal, cirugía de reasignación sexual si procede y apoyo psicológico, todo englobado en un tratamiento integral y multidisciplinar, que, en España, se lleva a cabo en unidades especializadas de las que disponen actualmente todos los hospitales de tercer nivel.

El empleo de estrógenos transdérmicos y estrógenos no sintéticos vía oral permite monitorizar sus concentraciones. Las concentraciones de estradiol y testosterona en sangre deberían mantenerse en los valores medios normales de una mujer biológica premenopáusica para no hiperestrogenizar, evitando así el mayor riesgo de hipertensión o de formación de trombos.

Las guías insisten en que es necesaria una evaluación continua del riesgo cardiovascular de la mujer transexual, así como el cribado de la de mama y de próstata.

Así, en mi opinión, hay muchas similitudes en la monitorización de una menopausia con tratamiento de sustitución y en la del tratamiento de una mujer trans, salvo por la próstata. Por eso, siempre me he preguntado si la dosificación en ambos casos debe adaptarse o incluso interrumpirse con la edad. Es decir, ¿hasta cuándo hay que tratar con estrógenos? ¿Hay menopausia en la mujer transexual? Son preguntas que he planteado reiteradamente a mis colegas expertos en este tipo de tratamientos hormonales y sus contestaciones han sido variadas: «No se les puede quitar las hormonas. ¡¿Qué sería de su estado de ánimo, de sus huesos...?!». O: «No tenemos suficiente experiencia. Nuestras mujeres trans son todavía jóvenes». Tampoco he encontrado ninguna aclaración al respecto en las guías clínicas más allá de consejos sobre el cambio a los estrógenos transdérmicos, especialmente en mujeres fumadoras.

Con los huesos ocurre algo muy interesante. Todas las guías y revisiones insisten en el riesgo de osteopenia y osteoporosis en la mujer trans, mucho más si no tiene testículos, y afirman sin el menor asomo de duda que los estrógenos son la mejor terapia para evitar la pérdida de masa ósea, e incluso las fracturas, en edades tempranas.

Las modificaciones sobre los lípidos derivadas del tratamiento hormonal en la mujer transexual dependen mucho de si se ha sometido o no a la cirugía gonadal, es decir, de si toma antiandrógenos o no. También del preparado estrogénico. Un empeoramiento de los niveles de colesterol y triglicéridos puede, desde luego, aumentar el riesgo cardiovascular, así que, al llegar a la edad en la que, se supone, se tiene la menopausia convendría valorar el ajuste a la baja del tratamiento. Pero no existen estudios que permitan afirmar esto con seguridad.

Por supuesto, hay que considerar también el estado psicológico y emocional de la mujer trans a lo largo de todo el proceso. La interrupción del tratamiento hormonal a partir de una edad podría tener consecuencias negativas en este sentido.

Pero volvamos a plantear la pregunta inicial, ¿hay o no hay menopausia en las mujeres trans? Bueno, pues sí y no. Ya he dicho que no tengo experiencia en el tratamiento hormonal para la transición de género, pero recuerdo un día en que una mujer trans, Rosalía, me contó lo que le había sucedido al suspender el tratamiento estrogénico antes de una cirugía: «Ahora ya sé lo que son los sofocos y notar como si tuviese una plancha ardiendo en la espalda. Por no hablar de mi ánimo; lo tenía por los suelos».

Rosalía había decidido realizarse una extirpación de testículos y una plastia vaginal, por lo que tuvo que suspender la terapia de estrógenos y sus niveles hormonales se desplomaron agudamente. Por suerte, pudo reanudarlo al poco tiempo.

En cambio, si una mujer trans conserva las gónadas masculinas y suspende el tratamiento antiandrogénico y estrogénico por cualquier circunstancia, reaparece la acción de la testosterona, que atenúa mucho los síntomas de deprivación.

Una revisión del año 2017 sobre mujeres transgénero subraya la ausencia de datos suficientes sobre mujeres mayores de 50 años. Así, debido a las diferencias fisiológicas, es difícil conseguir la misma evidencia que hay en el caso de las mujeres cis. Por ejemplo, las mujeres transgénero no tienen útero y el cáncer de mama podría tener un riesgo diferente. Por lo tanto, aunque no hay datos convincentes sobre la conveniencia de interrumpir el tratamiento con estrógenos en las mujeres transgénero a los 50 años, al autor de la revisión le parece prudente discutir con la mujer la posibilidad de reducir gradualmente su dosis de estrógenos a partir de cierta edad.

Ya hemos visto que las últimas guías para mujeres cis en menopausia concluyen lo mismo: no hay evidencia sobre la necesidad de interrumpir el tratamiento de sustitución a ninguna edad, a pesar de que hace muy poco se establecía un máximo de diez años. En unas declaraciones recientes del doctor Monge, jefe de una gran unidad transgénero en San Francisco, con mucha experiencia acumulada, dijo: «Para muchas mujeres, el tratamiento hormonal es una afirmación de la vida. A pesar de la escasez de datos sobre cómo afecta la terapia hormonal a las mujeres trans, dejar de recibir estrógenos podría ser perjudicial y posiblemente suponer un mayor riesgo de daño que seguir tomándolos».

Conclusión por mi parte: tanto las mujeres trans como las cis, cuando ya han apagado las velas de la tarta de su 60 cumpleaños, merecen una evaluación individualizada antes de decidir si se continúa o no con el tratamiento. Y, desde luego, en ambos casos, la terapia hormonal —dosis y precauciones a tomar— presenta aún áreas de incertidumbre que deberán irse resolviendo en futuros estudios. Señoras trans, señoras cis, el secreto del buen hacer, en mi opinión, reside en la evaluación hormonal y clínica individualizada.

CLAVES

- El proceso terapéutico de cambio de la mujer transexual consta de tres pilares fundamentales: tratamiento estrogénico y antiandrogénico, cirugía de reasignación sexual si procede y apoyo psicológico, todo englobado en un tratamiento integral y multidisciplinar.

- Las dosis de estrógenos empleadas son muy diferentes en la mujer joven trans y en la mujer cis en menopausia, pero el objetivo es similar: mantener los estrógenos en niveles similares a la fase inicial del ciclo de una mujer fértil para evitar sobredosificaciones y riesgos cardiovasculares o tromboembólicos.

- No hay experiencia ni guías clínicas que establezcan si una mujer trans debe reducir o interrumpir el tratamiento hormonal a partir de una edad avanzada ni si la presencia o ausencia de testículos debe influir en esta decisión.

- Sin embargo, la experiencia clínica y la evaluación de riesgos que supone la interrupción del tratamiento permiten avanzar que esta puede ser más perjudicial.

- El tratamiento individualizado de la mujer trans a partir de los 50 o 60 años es clave para mantener una buena calidad de vida y evitar riesgos innecesarios.

EPÍLOGO

Como avanzaba en la presentación del libro que sostienes en tus manos, esta publicación nace de la necesidad de seguir divulgando, informando y ayudando en la fase vital del declive hormonal, tan a menudo confesada entre susurros. A los motivos profesionales vinculados a la especialidad médica que escogí se añaden la curiosidad científica y el deseo de ofrecer una respuesta adecuada al climaterio.

Con el recuerdo agradecido de tantas madres, abuelas y mujeres de otras generaciones que, abanico en ristre, han sostenido la sociedad, me he centrado en la mujer actual, que tiene muchos retos por delante, pero también el derecho a disfrutar de los avances de la medicina para seguir construyendo su vida y enriqueciendo su entorno. Es por esta razón por la que he incorporado casos excepcionales, difícilmente contemplables años atrás, así como nuevos descubrimientos y progresos terapéuticos de los que hoy en día nos podemos beneficiar.

Algunas mujeres viven la menopausia como una catástrofe. La acumulación de problemas o achaques físicos y emocionales puede sentirse como un cataclismo. Por mi parte, he intentado desmenuzar los principales conflictos desde la doble perspectiva de quien los padece y quien los valora, apoyándome en historias reales para ayudar a convertir esa vivencia íntima en otra mucho más abierta y liberadora.

A lo largo del libro, he analizado los principales inconvenientes, circunstancias y riesgos derivados de la menopausia con la intención de que ese cataclismo pase a ser una enumeración de hechos que pierden su fuerza al ser compartidos y que ya no nos aplastan bajo su peso. Asimismo, he intentado abordar cada problema de forma individual e íntegra, es decir, científica, pero también humana, emocional. Con humor y amor, pero con una evaluación hormonal completa.

A la mujer valiente (y seguramente al hombre también) se la suele calificar de loca. Este libro, no en vano titulado *Con hormonas y a lo loco*, quiere reivindicar la valentía como la mayor de las corduras. Sin exageraciones ni victimismos, pero sin miedo ni culpa.

Si esta obra resulta de ayuda, es algo que solamente podréis decidir vosotras, queridas lectoras. Si identificáis síntomas, en vosotras o en vuestras compañeras, y esta lectura os ofrece luz y apoyo en la mitad de la vida que os queda, estaré agradecida y contenta. Si os ayuda a comprender, a acoger y a dar respuesta a esta situación que complica esta ya de por sí loca vida de muchas mujeres y hombres, todo este viaje habrá valido la pena.

BIBLIOGRAFÍA

Bibliografía general

Álava, M. J., *La inutilidad del sufrimiento: claves para aprender a vivir de manera positiva*, Madrid, La Esfera de los Libros, 2003.

Allende, I., *Mujeres del alma mía*, Barcelona, Plaza y Janés, 2020.

Auger, L., *Ayudarse a sí mismo. Una psicoterapia mediante la razón*, Santander, Sal Terrae, 1987.

Cavallé, M., *La sabiduría recobrada. Filosofía como terapia*, Madrid, Martínez Roca, 2006.

Cuadros, J. L., A. M. Cuadros, A. M. Fernández y M. E. Cuadros, *Tratamiento hormonal sustitutivo en la me-*

nopausia. Ayer, hoy y mañana, Granada, Universidad de Granada, 2018.

Cuídate, corazón. La guía práctica para la salud cardio-vascular de la mujer, Comunidad de Madrid; Fundación Mapfre; Fundación Española del Corazón; Sociedad Española de Cardiología, 2014. Recuperado de <https://www.mujeresporelcorazon.org/wp-content/uploads/2017/10/guia-mujeres-por-el-corazon-v2.pdf>.

Didion, J., *El año del pensamiento mágico*, Madrid, Penguin Random House, 2015.

Eugenides, J., *Middlesex*, Barcelona, Anagrama, 2003.

Freixas, A., *Nuestra menopausia: una versión no oficial*, Barcelona, Paidós Ibérica, 2007.

—, *Sin reglas*, Madrid, Capitán Swing, 2018.

Fromm, E., *El corazón del hombre*, Madrid, Fondo de Cultura Económica, 1964.

Gracia, D., *Bioética mínima*, Madrid, Triacastela, 2019.

Gutiérrez, L., *Las edades de la mujer*, Madrid, Temas de Hoy, 2003.

Izquierdo, C. y L. R. de Galarreta, *¿Soy yo o es que aquí hace mucho calor?*, Barcelona, Planeta, 2018.

Jovell, A. J. y J. Sacristán, *El médico social. Apuntes para* una medicina humanista. Cambio social y sanidad, Barcelona, Proteus, 2012.

Martínez, M. A., *Salud a ciencia cierta. Consejos para una vida sana*, Madrid, Planeta, 2018.

Pinkola, C., *Mujeres que corren con los lobos*, Barcelona, Zeta, 2009.

Rojas Estapé, M., *Cómo hacer que te pasen cosas buenas*, Madrid, Planeta, 2019.

Soriguer Escofet, F., *(bio)Ética para andar por casa*, Málaga, Arguval, 2017.

Bibliografía técnica

Agarwal, S., F. A. Alzahrani y A. Ahmed, «Hormone Replacement Therapy: Would it be Possible to Replicate a Functional Ovary?», *International Journal of Molecular Sciences*, vol. 19, n.º 10 (14 de octubre de 2018), <https://pubmed.ncbi.nlm.nih.gov/30322209/>.

Allen, C., G. Evans y E. L. Sutton, «Contraception and Menopause Treatment», *Medical Clinics of North America*, vol. 100 (julio de 2016), pp. 763-789.

Andersen, C. Y. y S. G. Kristensen, «Novel use of the

ovarian follicular pool to postpone menopause and delay osteoporosis», *Reprod Biomed Online*, vol. 31, n.º 2 (13 de mayo de 2015), pp. 128-131, <https://www.rbmojournal.com/article/S1472-6483(15)00209-6/pdf>.

April, A., *et al.*, «Estrogens, inflammation and cognition», *Frontiers in Neuroendocrinology*, vol. 40 (enero de 2016), pp. 87-100, <https://reader.elsevier.com/reader/sd/pii/S0091302216300024?token=38D20706964353132F5080FADDADE0594951BB9337778104B39B5C46474C7C70F4E9783A6F4B554B7E593E12E45EF40E&originRegion=eu-west-1&originCreation=20210728110251>.

Baber, R. J., N. Panay y A. Fenton, IMS Writing Group. American College of Obstetrics and Gynecology. Committee Opinion n.º 565, «Hormone therapy and heart disease», *Obstetrics and Gynecology*, vol. 121, n.º 6 (junio de 2013), pp. 1407-1410, <https://journals.lww.com/greenjournal/Fulltext/2013/06000/Committee_Opinion_No__565__Hormone_Therapy_and.43.aspx>.

Bansal, R. y N. Aggarwal, «Menopausal Hot Flashes: A Concise Review», *Journal of Mid-life Health*, vol. 10, n.º 1 (enero-marzo 2019), pp. 6-13, <https://www.jmidlifehealth.org/temp/JMid-lifeHealth1016-40416 16_111336.pdf>.

Baquedano, L., *et al.*, «Síndrome genitourinario de la menopausia», Menoguía de la Asociación Española para el Estudio de la Menopausia (2020).

Barbieri, R. L., (revisión), «North American Menopause Society updates its Position Statement on Hormone Therapy: 2017», *Menopause*, vol. 24, n.º 7 (julio de 2017), pp. 728-753.

Barlow, D. H., «Understanding the impact of the Women's Health Initiative», *Menopause*, vol. 21, n.º 7 (julio de 2014), pp. 683-684.

Beral, V. y Million Women Study Collaborators, «Breast cancer and hormone-replacement therapy in the Million Women Study», *The Lancet*, vol. 362 (9 de agosto de 2003), pp. 419-427.

Bourey, R. E., «Primary menopausal insomnia: definition, review, and practical approach», *Endocrine Practice*, vol. 17 (enero de 2011), pp. 122-131.

Bromberger, J. T. y C. N. Epperson, «Depression During and After the Perimenopause: Impact of Hormones, Genetics, and Environmental Determinants of Disease», *Obstetrics and Gynecology Clinics of North America*, vol. 45, n.º 4 (diciembre de 2018), pp. 663-678.

Carr, B. R., «Women's Health Initiative: lessons learned 20 plus years after», *Seminars in Reproductive Medicine*, vol. 32, n.º 6 (noviembre de 2014), pp. 415-416.

Cauley, J. A., *et al.*, «Calcium plus vitamin D supplementation and health outcomes five years after active intervention ended: the Women's Health Initiative», *Journal of Women's Health (Larchmt)*, vol. 22, n.º 11 (noviembre de 2013), pp. 915-929.

Chai, N. C., B. L. Peterlin y A. H. Calhoun, «Migraine and estrogen», *Current Opinion in Neurology*, vol. 27, n.º 3 (junio de 2014), pp. 315-324.

Crespo, I., *Fisiopatología general*, Madrid, Paraninfo, 2016.

Cozzo, A. J., A. M. Fuller y L. Makowsky, «Contribution of adipose tissue to development of cancer», *Comprehensive Physiology*, vol. 8, n.º 1 (enero de 2018), pp. 237-282.

Davis, S. R., *et al.*, «Global Consensus Position Statement on the Use of Testosterone Therapy for Women», *The Journal of Clinical Endocrinology and Metabolism*,

vol. 104, n.º 10 (octubre de 2019), pp. 4660-4666
<https://academic.oup.com/jcem/article/104/10/4660
/5556103>.

Estruch, R., *et al.*, «Primary prevention of cardiovascular
disease with a mediterranean diet», *The New England
Journal of Medicine*, vol. 368 (abril de 2013), pp. 1279-
1290, <https://www.nejm.org/doi/10.1056/NEJMoa
1200303>.

Ettinger, B., *et al.*, «Effect of the Women's Health Initiative on women's decisions to discontinue postmenopausal hormone therapy», *Obstetrics and Gynecology*,
vol. 102, n.º 6 (diciembre de 2003), pp. 1225-1232.

Fenton, A. y N. Panay, «The Women's Health Initiative; a
decade of progress», *Climacteric*, vol. 15, n.º 3 (junio
de 2012), p. 205.

Ferrini, R. L. y E. Barrett-Connor, «Sex hormones and
age: a cross-sectional study of testosterone and estradiol and their bioavailable fractions in community-
dwelling men», *American Journal of Epidemiology*,
vol. 147, n.º 8 (abril de 1998), pp. 750-754.

Fu, X. D. y T. Simoncini, «Extra-nuclear signaling of estrogen receptors», *IUBMB Life*, vol. 60, n.º 8 (agosto
de 2008), pp. 502-510.

Goodman, H. M., *Basic medical Endocrinology*, Londres, Academic Press, Elsevier, 2009.

Gordhandas, S., *et al.*, «Hormone replacement therapy after risk reducing salpingo-oophorectomy in patients with BRCA1 or BRCA2 mutations; a systematic review of risks and benefits», *Gynecologic Oncology*, vol. 153, n.º 1 (abril de 2019), pp. 192-200.

Guay, M. P., *et al.*, «Changes in pattern of use, clinical characteristics and persistence rate of hormone replacement therapy among postmenopausal women after the WHI publication», *Pharmacoepidemiology Drug Safety*, vol. 16, n.º 1 (enero de 2007), pp. 7-27.

Harman, S. M., F. Naftolin, E. A. Brinton y D. R. Judelson, «Is the estrogen controversy over? Deconstructing the Women's Health Initiative study: a critical evaluation of the evidence», *Annals of the New York Academy of Sciences* (junio de 2005), pp. 43-56.

Harper-Harrison, G. y M. M. Shanahan, «Hormone Replacement Therapy», Treasure Island (Florida), StatPearls Publishing, 2021, <https://www.statpearls.com/ArticleLibrary/viewarticle/22996>.

Henderson, V. W. y R. A. Lobo, «Hormone therapy and the risk of stroke: perspectives 10 years after the Women's Health Initiative trials», *Climacteric*, vol. 15, n.º 3 (junio de 2012), pp. 229-234.

Hodis, H. N. y P. M. Sarrel, «Menopausal hormone therapy and breast cancer: what is the evidence from randomized trials?», *Climacteric*, vol. 21, n.º 6 (diciembre de 2018), pp. 521-528.

Hsu, B., *et al.*, «Temporal Changes in Androgens and Estrogens Are Associated With All-Cause and Cause-Specific Mortality in Older Men», *The Journal of Clinical Endocrinology and Metabolism*, vol. 101, n.º 5 (mayor de 2016), pp. 2201-2210.

Hüsing, A., *et al.*, «Added Value of Serum Hormone Measurements in Risk Prediction Models for Breast Cancer for Women Not Using Exogenous Hormones: Results from the EPIC Cohort», *Clinical Cancer Research*, vol. 23, n.º 15 (agosto de 2017), pp. 4181-4189.

«IMS Recommendations on women's midlife health and menopause hormone therapy», *Climacteric*, vol. 19, n.º 2 (abril de 2016), pp. 109-150.

Kuanrong, L., R. Kaaks, J. Linseisen y S. Rohrmann, «Associations of dietary calcium intake and calcium supplementation with myocardial infarction and stroke risk and overall cardiovascular mortality in the Heidelberg cohort of the European Prospective Investigation into Cancer and Nutrition study (EPIC-Heidelberg)», *Heart*, vol. 98, n.º 12 (2012), pp. 920-925.

Lumsden, M. A., «Menopause: diagnosis and management», *Climacteric*, vol. 19, n.º 5 (octubre de 2016), pp. 426-429. <https://www.nice.org.uk/guidance/ng23>.

Manson, J. y H. Branch, «The women's health initiative: the latest findings from long-term follow-up», *Women's Health (London)*, vol. 10, n.º 2 (marzo de 2014), pp. 125-128.

Monterrosa-Castro, Á., *et al.*, «Instruments to study sleep disorders in climacteric women», *Sleep Science*, vol. 9, n.º 3 (julio-septiembre de 2016), pp. 169-178.

Morssinkhof, M. W. L., *et al.*, «Associations between sex hormones, sleep problems and depression: A systematic review», *Neuroscience & Biobehavioral Reviews*, vol. 118 (noviembre de 2020), pp. 669-680.

Moyer, A. M., *et al.*, «Influence of SULT1A1 genetic variation on age at menopause, estrogen levels, and response to hormone therapy in recently postmenopausal White women», *Menopause*, vol. 23, n.º 8 (agosto de 2016), pp. 863-869.

Palacios, C. y J. Lilliana González, «Is vitamin D deficiency a major global public health problem?», *The Journal of Steroid Biochemistry and Molecular Biology*, vol. 144, parte A (octubre de 2014), pp. 138-145.

Panay, N., P. Briggs y G. Kovacs, eds., *Managing the menopause. 21st century solutions*, Cambridge, Cambridge University Press, 2015.

«Position Statement. The 2017 hormone therapy position statement of the North American Menopause Society», *Menopause*, vol. 24 (2017), pp. 728-753.

Rizzoli, R., *et al.*, «Vitamin D supplementation in elderly or postmenopausal women: a 2013 update of the 2008 recommendations from the European Society for Clinical and Economic Aspects of Osteoporosis and Osteoarthritis (ESCEO)», *Curr Med Res Opin*, vol. 29, n.º 4 (abril de 2013), pp. 305-313.

Romero, R., *et al.*, «Metformin, the aspirin of the 21st century: its role in gestational diabetes mellitus, prevention of preeclampsia and cancer, and the promotion of longevity», *American Journal of Obstetrics and Gynecology*, vol. 217, n.º 3 (septiembre de 2017), pp. 282-302.

Rossouw, J. E., *et al.*, «Risks and benefits of estrogen plus progestin in healthy postmenopausal women: principal results From the Women's Health Initiative randomized controlled trial», *Journal of the American Medical Association*, vol. 288 (17 de julio de 2002), pp. 321-333.

Salpeter, S. R., *et al.*, «Brief report: coronary heart disease events associated with hormone therapy in younger and older women. A meta-analysis», *Journal of General Internal Medicine*, vol. 21 (abril de 2006), pp. 363-366.

Sánchez-Borrego, R, *et al.*, «Posicionamiento de la AEEM-SEGO sobre la terapia hormonal de la menopausia», 2017, <www.aeem.es>.

Santen, R. J., *et al.*, «Postmenopausal hormone therapy: an Endocrine Society scientific statement», *The Journal of Clinical Endocrinology and Metabolism*, vol. 95, n.º 7, suplemento 1 (julio de 2010), pp. s1-s66.

Santoro, N., «Perimenopause: From Research to Practice», *Journal of Women's Health (Larchmt)*, vol. 25, n.º 4 (abril de 2016), pp. 332-339.

Schierbeck, L. L., *et al.*, «Effect of hormone replacement therapy on cardiovascular events in recently postmenopausal women: randomised trial», *BMJ*, vol. 345 (9 de octubre de 2012).

Stuenkel, C. A., *et al.*, «A decade after the Women's Health Initiative – the experts do agree», *Menopause*, vol. 19, n.º 8 (agosto de 2012), pp. 846-847.

— y J. A. E. Manson, «The NAM at 50: Women's Health- Traversing Medicine and Public Policy», *The New England Journal of Medicine*, vol. 384 (2021), pp. 2073-2076.

«The core outcomes in women's health (CROWN) initia- tive», *European Journal of Obstetrics & Gynecology and Reproductive Biology*, vol. 180 (septiembre de 2014), pp. A1-A2.

The Million Women Study Collaborative Group, «Mil- lion Women Study: design and characteristics of the study population», *Breast Cancer Research*, vol. 1 (1999), pp. 73-80.

The North American Society of Menopause. «The NAMS's recommendations for clinical care of midlife women», *Menopause*, vol. 21, n.º 10 (2014), pp. 1038-1062.

Tangpricha, V. y M. den Heijer, «Oestrogen and anti- androgen therapy for transgender women», *Lancet Diabetes Endocrinology*, vol. 5, n.º 4 (abril de 2017), pp. 291-300.

Vázquez, C. y A. I. de Cos, eds., *Manual de obesidad*, Madrid, Dykinson, 2019.

Vázquez-Costa, M. y A. M. Costa-Alcaraz, «Premature diagnostic closure: an avoidable type of error», *Revista Clínica Española*, vol. 213, n.º 3 (abril de 2013), pp. 158-162.

Wild, R. A., *et al.*, «Coronary heart disease events in the Women's Health Initiative hormone trials: effect modification by metabolic syndrome: a nested case-control study within the Women's Health Initiative randomized clinical trials», *Menopause*, vol. 20 (marzo de 2013), pp. 254-260.

«Para viajar lejos no hay mejor nave que un libro».

Emily Dickinson

Gracias por tu lectura de este libro.

En **penguinlibros.club** encontrarás las mejores
recomendaciones de lectura.

Únete a nuestra comunidad y viaja con nosotros.

penguinlibros.club

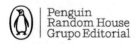